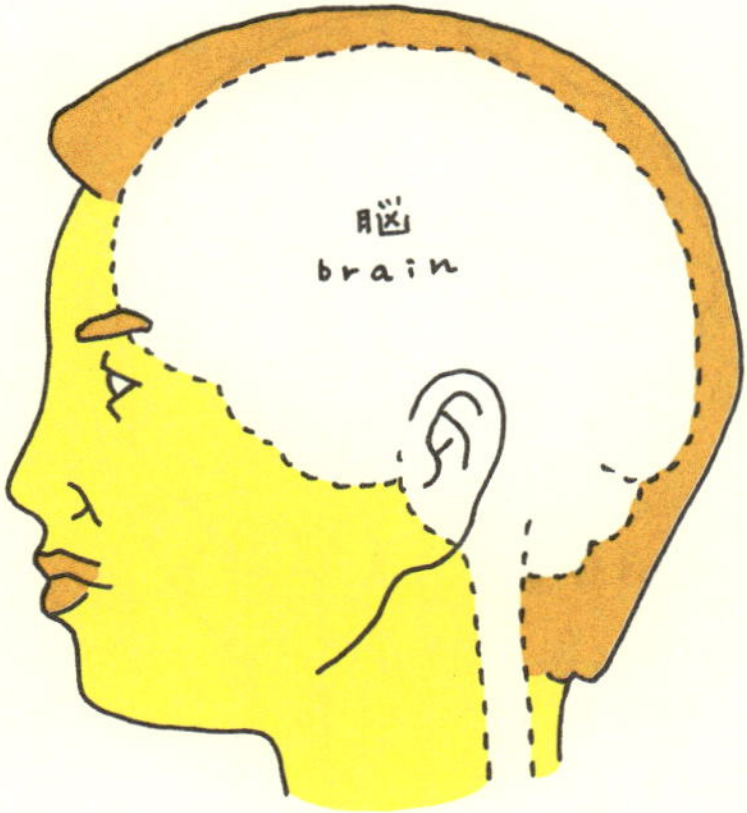

脳の場所
position of brain

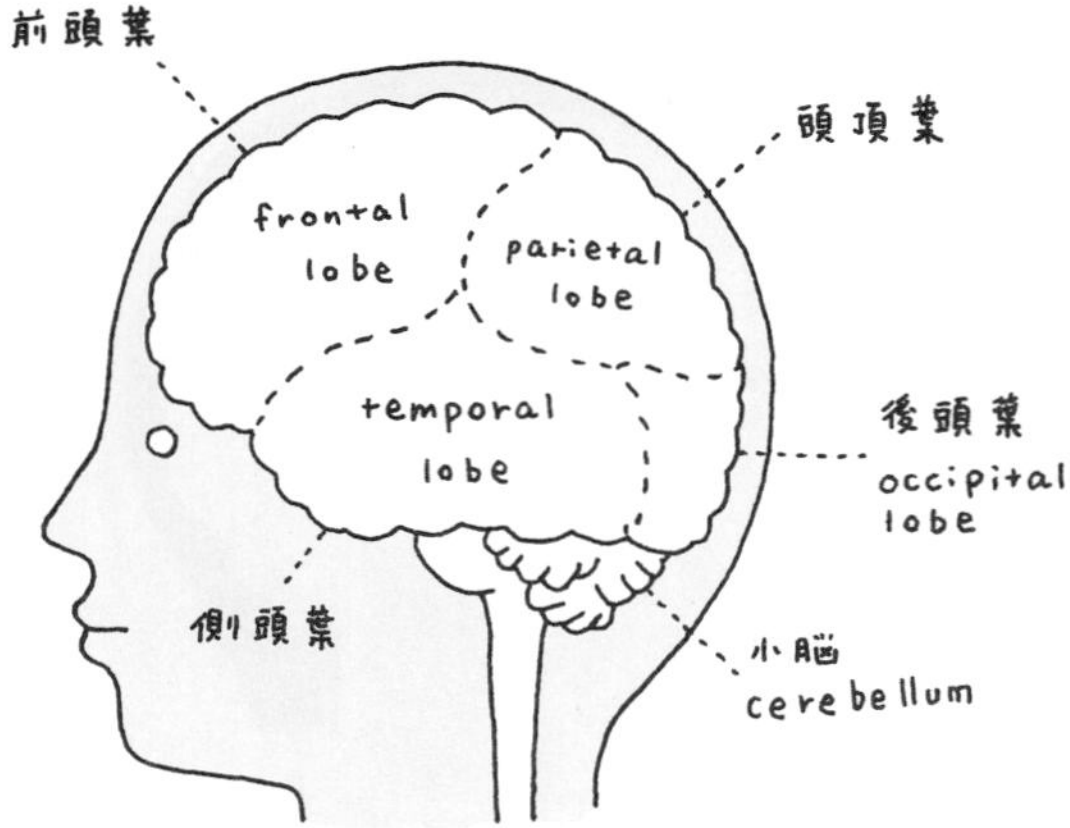
前頭葉
frontal lobe
頭頂葉
parietal lobe
temporal lobe
後頭葉
occipital lobe
側頭葉
小脳
cerebellum

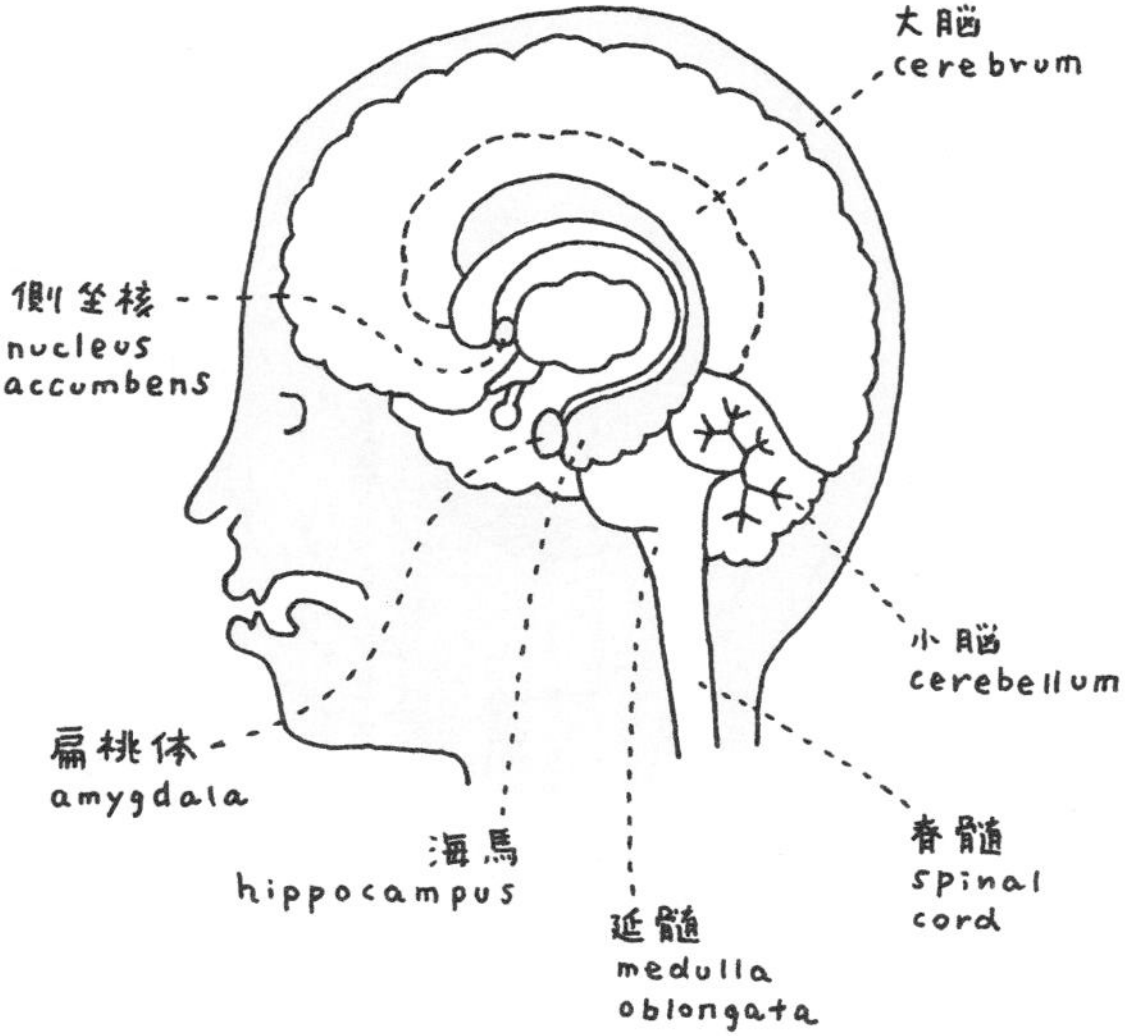

大脳
cerebrum
側坐核
nucleus
accumbens
小脳
cerebellum
扁桃体
amygdala
脊髄
spinal
cord
海馬
hippocampus
延髄
medulla
oblongata

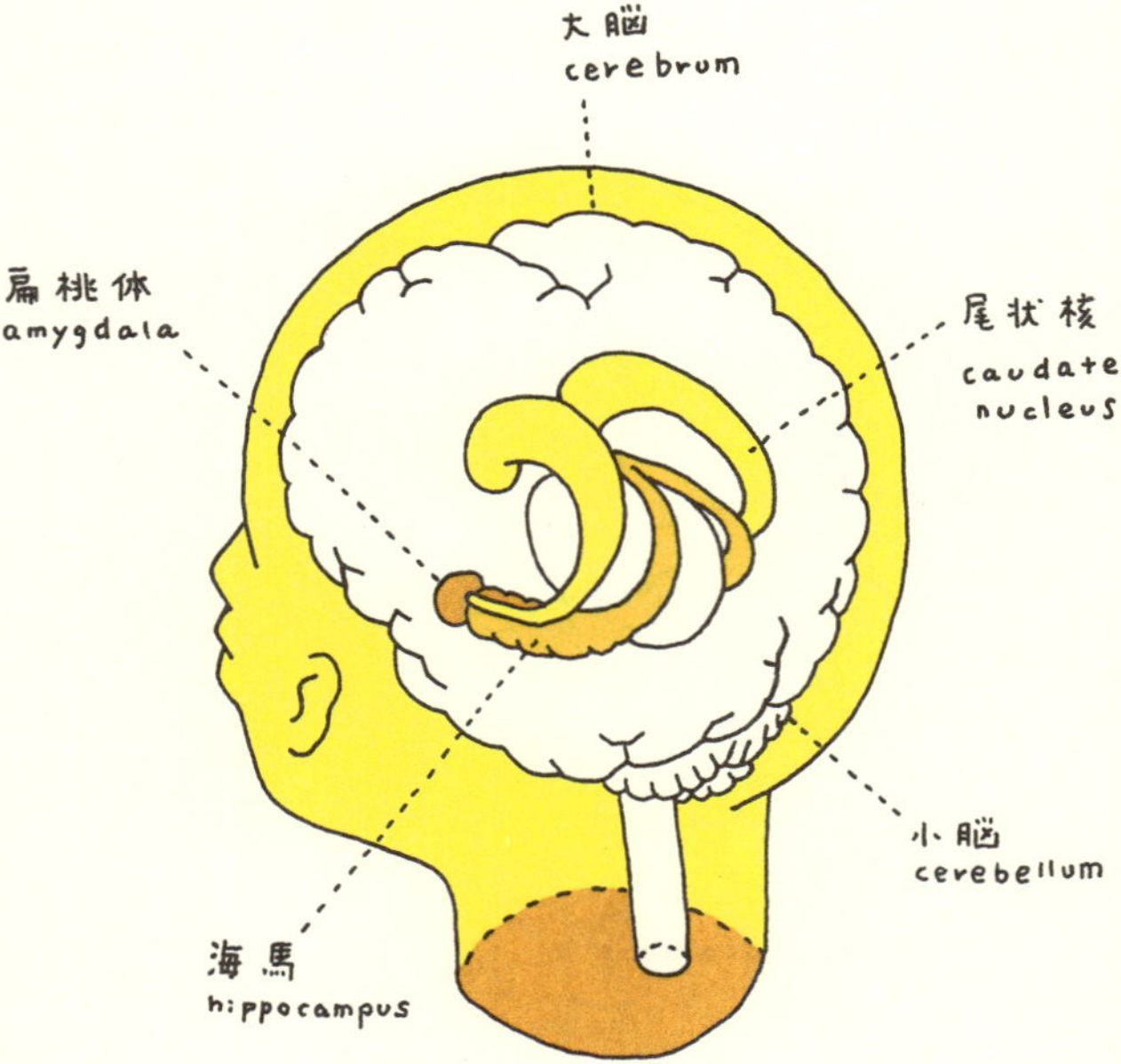

脳の透視図
brain perspective

新 潮 文 庫

海　馬

—脳は疲れない—

池谷裕二
糸井重里　著

新 潮 社 版

7726

海馬 ――脳は疲れない――＊目次

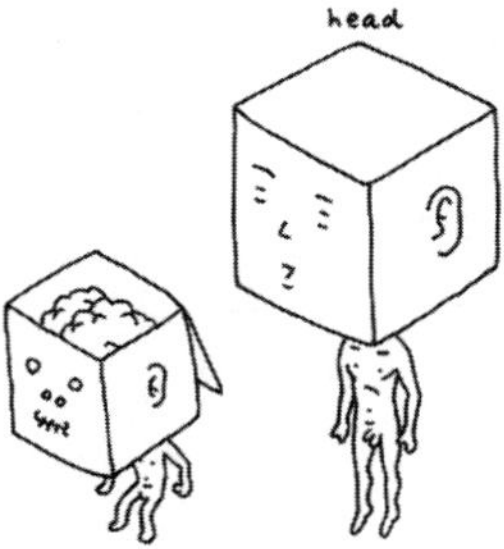

第一章　脳の導火線

第二章　海馬は増える

追加対談　海馬の旅

文庫版あとがき

本文イラスト　寄藤文平
本文構成　木村俊介【ほぼ日刊イトイ新聞】

海馬

——脳は疲れない——

第一章
脳の導火線

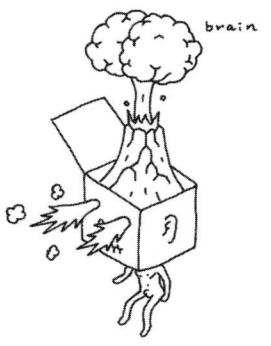

第一章のはじめに

「自分はある時は利口なんだけど、別のある時にはバカになっていると思う」

「いろんな問題をスカッと解決できたら、さぞかし気持ちがいいだろうなぁ」

「マラソンで体力をつけるように頭をよくするエクササイズはないものか」

そんなことを感じたことのある人は、多いと思います。


「できたら利口でいたいけど、利口すぎるのは不幸かもしれない」

「バカでもしあわせだし、バカだからしあわせ」

「頭がいい人は勉強や仕事で忙しいだけだからうらやましくない、モテない」

一方で、こんなことを思った人も、いることでしょう。


「俺以外は、バカばっかりだ！」

「ああ、わたしはバカだ。もう、あきらめるしかない」
こんなことだって、案外みんなが思っているものです。

しかし、頭がいいとか悪いとかということは、お勉強ができるとか、難しいことをよく知っているということとは違います。「こまやかな気配り」「いざという時の適切な対応」「おもしろい遊びの発見」「的確な状況判断」……というようなことを自然にできる人がいると、周囲の人たちは「あの人は頭がいい」と言います。

いろんな場面で表現される「人の思い」は、頭のはたらきの結果です。それは、すべて脳から生まれています。しかも、ほとんどすべての人間の脳の力は、二%しか使われていないのです。

頭をよくすることは、よく生きることにつながっているはずだ。
〈よりよく生きたい〉という望みが、〈より頭をよくしたい〉という思いを生む。

そういう観点で、この本はつくられました。
脳の研究者の池谷裕二《いけがやゆうじ》さんと、コピーライターの糸井重里さんの対話の中から、

「よりよく生きる」ことと「より頭をよくする」ことのつながりを見つけていこうと思います。

池谷さんは現在三一歳。東京大学薬学部の助手で、九八年に博士号を取得した新鋭の学者です。ふだんは学生の実験の指導や講義を担当しながら、脳の「海馬《かいば》」という部分についての研究に明け暮れているそうです。この対談がおこなわれた時期も、学会での発表の準備中でした。

糸井さんは現在五三歳。インターネット上の新聞で、毎日五〇万を超えるアクセスの『ほぼ日刊イトイ新聞(http://www.1101.com/)』を主宰しています。以前に雑誌の対談で、池谷さんが「頭のいい状態」「頭がはたらいていない状態」という言い方をしていたことに関心を持ったそうです。

「脳について研究している池谷さんが、頭のはたらきを『その時その時によって変わるものだ』と捉《とら》えている。直感的に、これはおもしろいと思いました。『頭のよさ』を考える時の可能性が広がったなと感じました。頭のはたらきがひとつの状態だとしたら、自分を『頭の悪いやつ』なんて卑下《ひげ》していないで、その人なりに脳を活用する生き方を選択することで、イキイキと生活できるようになるでしょう。あらゆる人が、この世に生まれてきたことをもっと肯定できるぞ、と思ったのです。

　ひとりの人でも、バカである時もあれば、頭がいい時もある。つまり、冴《さ》えているかそうでないかは、一時的な状態にすぎない。ぼくは、池谷さんの言っていることを、そのように受け取りました。

　つまり、頭のはたらいている状態は、変えることができる。だったら、頭を駆使している状態を続けていればいいじゃないか……そんなふうに考えると、あらゆる人に希望の光が差しこんでくる、と思いました。

『自分は毎日つまらない仕事をしている』と思い込んでいる人でも、脳の使い方を変えることで、常に問題を解決するよろこびを感じることができるかもしれません。

『頭がいい』『頭が悪い』ということをプロセスとして捉えられるとしたら、試験勉強のための脳の使い方ではなく、生き方としての脳の使い方を知ることができるのではないでしょうか。『無限に記憶力をよくする』だとか、『与えられた問題を早く解ける』だとかいうことではなく、たのしく、おもしろく生きるための脳の使い方について池谷さんとお話ができたら、まず自分がたのしくなるぞと思いました。もともとは、自分のような勉強のできなかった人間のために、この企画が考えられたわけです」

対談前にこのようなコメントを述べていた糸井さんは、主にコミュニケーションについての話題を軸に、池谷さんと話しはじめました。

（編集部注・第一章から四章までの対談は二〇〇二年に行われており、著者の年齢などは当時のままになっています）

生きることに慣れてはいけない

池谷　「最近、もの忘れがひどいんです」という話をよく聞きます。「もうこの年齢だから、今さら脳を鍛えるといってもかぎりがありますよ」という声もよく聞きます。だけど、ほんとうはそんなことはないんです。その誤解を解くだけでも、ずいぶん違うのではないかなぁと思っています。

糸井　「もの忘れがひどいというのは誤解だ」というのはいい情報ですね。池谷さんご本人は、記憶力があるほうですか？

池谷　ぼくは、まわりの人があきれてしまうぐらいに、もの忘れをしてしまいます。たとえば、ぼくが学生に「こういう実験をしてみたらどう？」と言ったはずなのに、一週間後にその実験をしている姿を見て「なんでそういう実験をやっているの？」と訊《き》いたりする。挙句の果てに「その実験はあまり意味がない」みたいなことさえも言ってしまう。もの忘れがひどいのは昔からなのです。

だけどぼくは、忘れっぽくても「もっと憶《おぼ》えたいなぁ」「年を取ったから忘れっぽくて……」というようには、あまり思いません。
というのも、痴呆《ちほう》のような病気をのぞけば、「年を取ったからもの忘れをする」というのは、科学的には間違いなんです。痴呆の症状としてのもの忘れは、ふつうに言われる「忘れっぽい」ということとは、明らかに一線を画すものですし。（編集部注・二〇〇四年、「痴呆」という呼び名は「認知症」に改められました）
もの忘れやド忘れが増えると思えてしまう理由は、いくつかあります。子どもの頃に比べて大人はたくさんの知識を頭の中に詰めているから、そのたくさんの中から知識を選び出すのに時間がかかる。「大人が一万個の知識の中からひとつを選ぶようなものとしたら、子どもは十個の記憶の中からひとつ選び出すだけだからすぐにできる」というような比喩《ひゆ》ができます。
生きてきた上でたくさんの知識を蓄えたわけだから、これはもう仕方のないことと言っていいと思います。ド忘れをしていても、その内容を誰かに言ってもらうと「あぁ、それそれ！　それを言いたかった」とわかりますよね。つまり、ド忘れしている最中でも、その一方で脳は、正解が何かもまた、ちゃんと知っているわけです。つまり、忘れてしまった情報が消えてしまったわけではない。

それともうひとつ、実は子どももたくさんド忘れをするんです。ぼくも小さい頃からあちこちにものを置き忘れて困った記憶があるのですが、ただ、重要なことは、子どもはそのド忘れを気にしていない。それが健全な姿だと思います。

大人と子どもとでは、記憶の種類が変わるだけなんですよ。かつて、ある企業の企画で、さまざまな年齢の人を対象にして、次の図（図1）を憶えてもらう実験をしたことがあるんです。この図を暗記した一時間後に、もう一度思い出してもらうという実験です。この図は実際にアルツハイマー型痴呆症の検査で使われています。だから、もし実際に、病院に行って「この図を描いてください」って言われたら……。

糸井　（笑）もうすでに、アルツハイマー型痴呆症を疑われてるんだ？

池谷　ええ、そう思っていいですね（笑）。

ここでは、見て憶える場合と、描いて憶える場合の、二通りの実験をしました。そうしたら、一六歳ぐらいまでの若いグループは、見て憶えようが描いて憶えようがほとんど結果に変わりがないのですが、大人は、描いて憶えると飛躍的に成績がよくなりました。

見て憶えるだけだと、大人と子どものあいだの成績にほとんど差はありません。だけど、大人が描いて憶えると成績は百点に近くなるのです。大人のほうがよくできた。

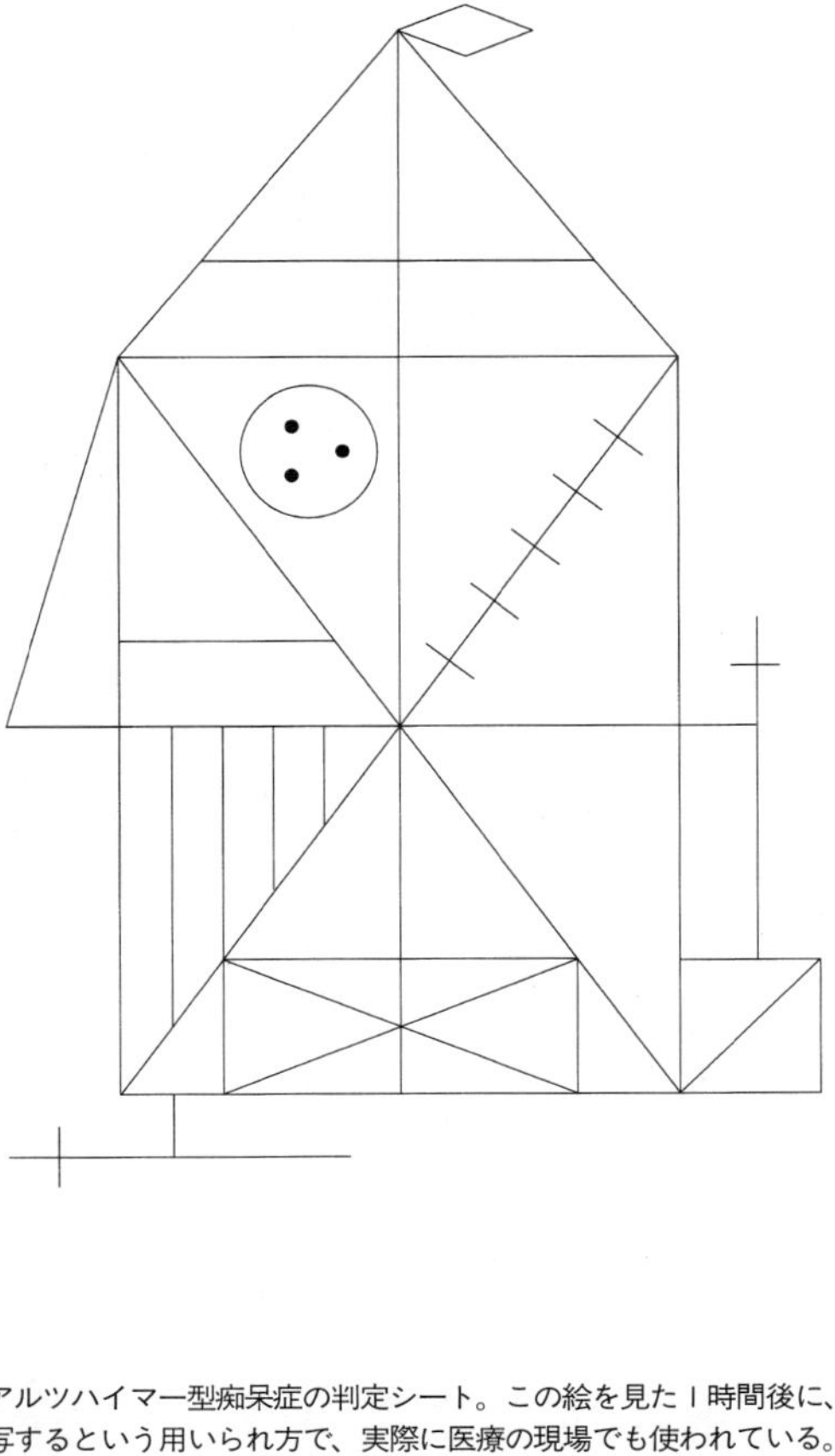

図1　アルツハイマー型痴呆症の判定シート。この絵を見た1時間後に、何も見ずに模写するという用いられ方で、実際に医療の現場でも使われている。

この結果は、大人になっても記憶力が低下しないということばかりでなく、大人になってから手を動かすことが、いかに重要かも示しています。絵に描くということは、つまり「一度得た情報をそのまま丸暗記せず、自分の手で描く」という自発的な経験になる。そうすると、受け手ではなく送り手の立場に立つことになり、ただ単に見た図も、自分の経験した記憶になります。

糸井　自分の手というフィルターを通しているからですか。

池谷　ええ。描きながら自分の知っているかたちに結びつけたり連想を膨《ふく》らませたりしているので、描いてみるとわかりますが、案外大人はすぐにこの図を憶えられるものなんです。子どもは脳の機能から言って、まだ「経験を下敷きにして憶える」ということをおこないにくいので、描いて憶えたとしても見て憶えた時とおなじ結果しか残すことができません。

つまり、「経験してわかる」ことに関しては、大人になってからのほうが発達しているのです。三〇歳以上の人のほうが経験した内容を縦横に駆使できますし、年を重ねるほどに脳のはたらきをうまく利用できるという現象も起こります。

あとで理由を詳しく述べますが、少なくとも脳の大切な機能のうちのいくつかは、三〇歳を超えてからのほうが活発になることがわかっています。

糸井　年を重ねるほどに脳をうまく利用できる？　三〇歳を超えたほうが脳が活発になる？　……って、それは一般常識で言われている「脳はどんどん細胞が壊れていって、頭は悪くなっていく」ということの逆に聞こえますよね。それはぜひとも詳しく伺いたいです。

「手を実際に動かしてみることで、自分の経験になる」のですね。手を動かすことって重要だなぁ。実験科学者の方って、よく「実際に手を動かして実験をすることが、いかにアイデアを生むことにつながっているか」を力説しますよね。

池谷　ええ。手を動かすことは脳にとってとても大切ですし、実際に科学者は実験の現場を離れると、もうアイデアが浮かばなくなっちゃうんです。

つまり、「手を動かすことが、いかにたくさん脳を使うことにつながっているか」ということなのです。大脳全体と手の神経細胞とは非常にリンクしています。こういう、ホムンクルスという人形（写真1）があるんですけど……。

これは、身体のそれぞれの部分を支配している「神経細胞の量」の割合をカラダの表面積で示した図なんです。つまり、手や舌に関係した神経細胞が非常に多いということがわかります。

指をたくさん使えば使うほど、指先の豊富な神経細胞と脳とが連動して、脳の神経細胞もたくさんはたらかせる結果になる。指や舌を動かしながら何かをやるほうが、考えが進んだり憶えやすくなったり、ということです。英単語を憶える時でも、目で見るよりも書いたりしゃべったりしたほうが、よく憶えられるということは、誰もが経験のあることでしょう。

糸井　手や口を動かすと脳も動くんですね。脳に発火させるための導火線みたい。

池谷　大人と子どもとの違いとして、もっとも大きな点は、「子どもはまわりの世界

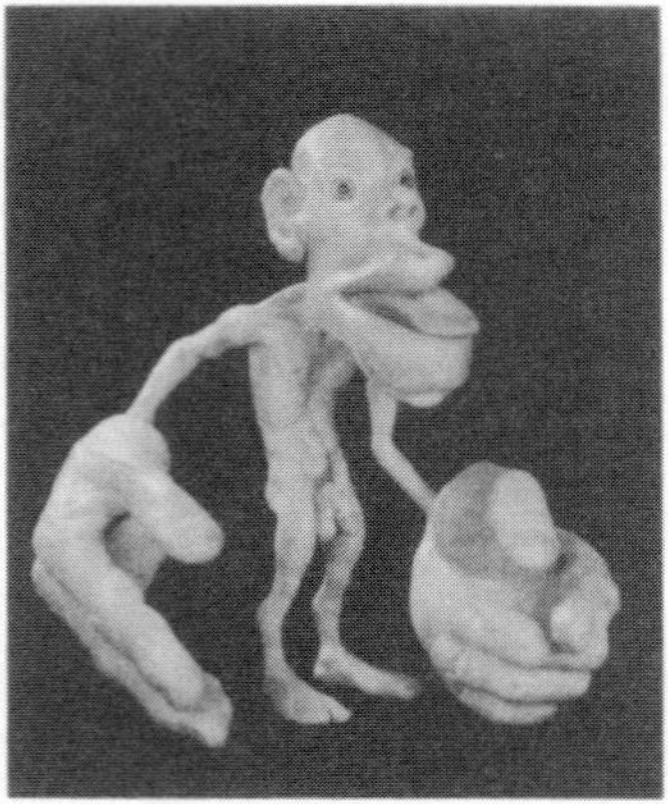

写真１　「ホムンクルス」と呼ばれる図を三次元モデル化したもの。1950年、カナダの脳神経外科医ペンフィールドは電気刺激実験で、大脳皮質のどこが、身体のどこをつかさどっているのかを明らかにした、「ホムンクルス」と呼ばれる図を発表した。
ⒸThe Natural History Museum, London

に白紙のまま接するから、世界が輝いて見えている。何に対しても慣れていないので、まわりの世界に対して興味を示すし、世界を知りたがる。だけど、大人になるとマンネリ化したような気になって、これは前に見たものだなと整理してしまう」ということになるのだと思います。

大人はマンネリ化した気になってモノを見ているから、驚きや刺激が減ってしまう。刺激が減るから、印象に残らずにまるで記憶力が落ちたかのような錯覚を抱くようになる……。

ですから、脳の機能が低下しているかどうかということよりも、まわりの世界を新鮮に見ていられるかどうかということのほうを、ずっと気にしたほうがいいでしょう。

生きることに慣れてはいけないんです。慣れた瞬間から、まわりの世界はつまらないものに見えてしまう。慣れていない子どものような視点で世界を見ていれば、大人の脳は想像以上に潜在能力を発揮するんですよ。

糸井　あらためて大人でよかったぁ、と思いました（笑）。

頭のいい人って、自分の好きな人のことかも？

糸井　「頭がよくなりたい」「頭がよくったって、しょうがない」……頭がいいという言葉ひとつにしても、いろいろな使われ方があります。

池谷　ええ。たとえば、「学校のテストをやらせると、ものすごくいい点数を取るけれども、決して頭がいいとは思えないような人がいる」と、ぼくは感じています。

糸井　はい。ぼくもそうです。

池谷　それから、一方では、「物理の法則なんて知らなくても運動神経がすばらしい」ということについては、頭がいいことのひとつじゃないかと思うんです。

　難しい放物曲線の計算ができなくたって、いつもボールを特定の場所に投げられることを、ぼくは「頭がいい」というように感じます。

糸井　その気持ちはとてもわかりますし、ぼくもそう思います。一般的には「頭がいい」ということと「もの知り」とを重ねて言う人も多いでしょう。「……あぁ、あの人は頭がいいから、それはあの人に聞いてみなよ」とか。それじゃあ、百科事典がわりじゃないか！　というようなね。

ぼくにとっての「頭がいい」って何だろうと考えると、そういうことではありません。自分が「これは好きだ」と思ったことを十分に汲《く》み取ってくれる人がいますよね？　たぶんそれが、ぼくにとっての「頭がいい」という人なのかなぁと思います。

映画や本を鑑賞していて「よくわかる、おもしろい！」「この監督は頭がいい。すごい」と感じる時があるけど、その時にはきっと「伝える側と受け取る側がうまく交流できた」という状態になっているような気がする。

つくり手が「通じなくてもいいや」と考えながら発表している芸術作品というのを、ぼくはとても苦手なんだけど。そういうものの何が嫌かと言うと、きっと「情報の送り手と受け手のコミュニケーションがあまりないから」なんですよ。受け手と交流しながら、送り手が新しい問題を投げかける。そしてその問題の答えを受け手が待つ……そんなふうに時間を共有できるもののほうが、おもしろいですよね。映画にしてもテレビ番組にしても本にしても、ほんとうに、人と人とのつきあいに似たおもしろさを感じることができますから。

今ふと思ったんだけど、ぼくは人と話をしている中で「こいつ、大っ嫌い」と思うことと「頭が悪いヤツだなぁ」と思うことことを、かなりイコールで結んでいるみたいなんですね。……思えば、もうほとんどイコールですよ。「あいつ、頭がいいけど嫌いだわ」って言っている場合は、ほんとは「あんなやつ、バカだ」と思っていますね。

池谷 それはおもしろいです。「頭の良し悪《あ》し」の基準を「好き嫌い」だと考えるとすっきりしますし、当たっている気がします。

根拠もあるんです。脳の中で「好き嫌い」を扱うのは扁桃体《へんとうたい》というところでして、「この情報が要るのか要らないのか」の判断は海馬《かいば》というところでなされています。

海馬と扁桃体は隣り合っていてかなりの情報交換をしている（図2）。つまり、「好きなことならよく憶えている」「興味のあることをうまくやってのける」というのは、筋が通っているんですよ。感情的に好きなものを、必要な情報だとみなすわけですから。

糸井 なるほど。だとすると、思い切って「ものや人とコミュニケーションがきちんと取れている状態」を、「脳のはたらきがいい状態」と言ってしまってもいいのでしょうか？

池谷 いいと思います。脳のはたらきは、「ものとものとを結びつけて新しい情報を

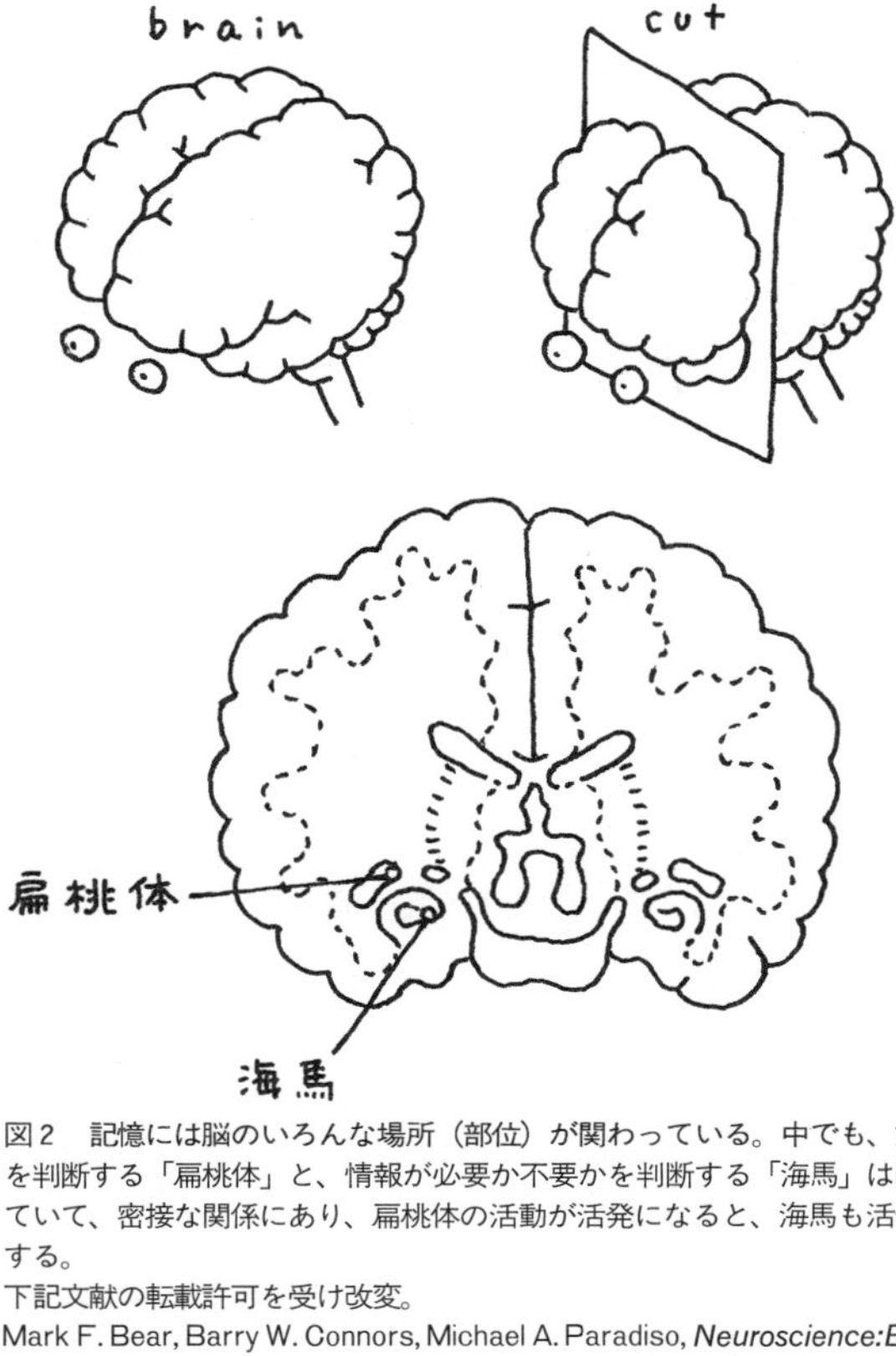

図２　記憶には脳のいろんな場所（部位）が関わっている。中でも、好き嫌いを判断する「扁桃体」と、情報が必要か不要かを判断する「海馬」は隣り合っていて、密接な関係にあり、扁桃体の活動が活発になると、海馬も活発に活動する。
下記文献の転載許可を受け改変。
Mark F. Bear, Barry W. Connors, Michael A. Paradiso, *Neuroscience:Exploring the Brain*, Second Edition, p.223, Chapter 7, Cross Section 3(b), 2001 © LIPPINCOTT WILLIAMS & WILKINS

つくっていく」というのが基本ですから。
生活していると、すでに出会ったものにもう一度触れることも多いけれども、それでも、新しい状況に出会ったりすることが、多かれ少なかれ何かしら毎日あるわけですよね？
そうした中で出会った新しい情報がどういうものなのかを分類しておける、そして何かを解決したい場面になったら、一見まったく関係のない情報どうしをとっさに結びつけられる。そういったことができるというのは、脳がきちんとはたらいている状態なのだと思います。

糸井　それはすごく納得できます。
つまり、相手の気持ちをわかってあげられる人も、センスのいい趣味を持っている人も頭がいい。運動が得意なプロ選手も、独創的なアイデアを出す人も頭がいい。みんな、脳のはたらきがいいという素敵さは変わらない、という気がするんです。

池谷　まさにそうです。

糸井　何かと何かをタイミングよく結びつけられることが「脳のはたらきがとてもいい」ということなら、ぼくはぜひ、自分の脳のはたらきをよくしたいと思う。
今までは、ガリ勉みたいなイメージのことを「頭がいい」と言っていたから、「『頭がいい』って、かっこ悪い」とかいう考え方も出てくるわけでして。ぼくも正直に言えば、頭がいいって言われてよろこんでいる人とは、あんまりオトモダチになりたくない。だけど、「頭をよくするのは、よく生きることにつながっていてほしいし、よく生きることにつながるなら、頭をよくする方法を知りたい」と、本気で思えますね。

コミュニケーションの能力を高めるにはどうすればいいか、という観点から池谷さんの話をお聞きしたいです。

池谷 なるほど。糸井さんの脳に対する興味の方向がだんだんわかってきました。なかなか形而上的《けいじじょう》な内容が含まれていますね。脳の仕組みについては、ぼくはお役に立てるかぎりお話しますけれど、発想するとか企画を思いつくとか、実際に頭をどう使うかという実践そのものに関しては、その道の先輩である糸井さんに、ぜひ伺えるとうれしいです。

一流と言われる人は、実は案外「おしゃべり」だぞ

糸井　コミュニケーションということで思い出したのだけれど、ビジネスやクリエイティブの世界で「あの人は、何かをやったなぁ」とまわりに思われている「一級」や「特級」というような人に実際にお会いすると、驚くんですよ。一般的には無口だとかもの静かだと思われているような人が、実際には相当な冗舌《じょうぜつ》なんです。

　ぼくの知ってるかぎりでは、一流と言われるような人で無口な人って、ひとりもいないんですよ。もう、全員が「おしゃべり」と言っていいですね。敵から見たら口がうまいと思われそうなくらい。

　それはきっと、ものや人との結びつきを絶えず意識している力があるからだと思う。コミュニケーション能力が高いと言いますか。

　思えば、経営者だろうがクリエイターだろうが野球の選手だろうが格闘家だろうが、「しゃべりの下手な、すごい人」って、ほんとに思い当たらないんですよ。しゃべり

が下手に思えるような人でも、それはしゃべりが下手じゃなくて、文法が特殊とでも言いますか。「詩」として語っているんだと思うと、すごかったりするんです。その詩的なしゃべりの中の情報量がものすごかったりする。

……そういうしゃべりの能力も、脳がうまくはたらいていることに関係あるのでしょうか？

たとえば、脳が何かと何かを結びつけることで言うと、たとえ話を思いつく力もその範囲に入るのですか？

池谷　はい、入りますね。

糸井　たとえ話って興味があるんですよ。たとえば宗教の開祖は、みんなたとえ話の名人じゃないですか。

池谷　釈迦《しゃか》、キリスト、マホメット……。

糸井　みんな負けず劣らず、「おまえ、たとえ話しかないじゃないか」と言いたいぐらいの、たとえ話の洪水ですよねぇ。それも脳の結びつける力の強さでしょうか？

池谷　そう思います。

糸井　「コップ一杯の水を持った男に、お湯をやるとしよう。男がコップの水を捨てなければ、そこにいくらお湯を注いでもぬるま湯しか飲むことができない。コップの中の水を捨てることで、はじめてお湯が飲めるのです」

そういうたとえ話を、たしか中村天風という人の本で読んだんですね。その著者が出会ったヨガの行者が、そういうことを言った、と。で、それに続けて、「おまえはまだ、自分のコップの中の水を捨てていない。だから、わたしが今熱いお湯を注いでも何にもならない。まずは持っているものを捨てろ」と言うわけなんですね。

こういうことは、よくビジネス書なんかでも、成功体験を棄《す》てろとか言われることとも共通するんですけれどね。

このヨガの行者の話を読んだ時には、うまいたとえだなぁと感心したんです。だけど、よく考えたら、「奥義《おうぎ》を伝えること」と「水とお湯の話」って、ほんとは違う話ですよね？　よくよく考えてみると、かなり違う次元の話なんですよ。なのに、言ったほうも言われたほうも納得しちゃう。そこがすごい。宗教の開祖とかって、こういう技術が天才的だったんだろうなぁと思うんですよ。別のものどうしを結びつけちゃう能力、それを納得させてしまう説得力。「たとえ力」と言ってもいいんだけど。

ぼく自身でも何かがうまく表現できた時って、経験的にも「結びつきの発明」みたいなことがあるような気がする。

池谷　結びつきを発明するって、いい言い方ですね。

今糸井さんの言った「宗教家のたとえ話」のように、一見関係ないものどうしに共通項を見つけ出して新しい世界を見出《みいだ》す能力は、脳のはたらきがいいか悪いかにとって、大切なことでしょう。

糸井　だとすると、ものまねをしている芸人さんは共通項を見つけて再現しているから、高度に頭を使っていますよね。誇張によって、マネできていない部分を見えないようにさせるとか。

池谷　そうですね。その話はとてもおもしろいです。「脳のはたらきがいい」ということに関して、そういうところから考えはじめるのか、と感心して伺っていました。

脳のはたらきがいいとは何だろう、という問いを目の前にすると、科学者ならば、「いったん、『脳のはたらきが悪いって何だろうか?』と反対の方向から考えてみよう」という思考に入るでしょう。その逆側にあるものが「脳のはたらきがいい」ということになるから。

その手順で考えてみますと、たとえば、脳からの出力が正常であっても、脳への入力がない人は、まずはたらきが悪いですよね?

もちろん、難しいことを言われれば誰だって入力しにくくなりますけれども、わかる言葉で話されていることが理解できなければ、それは自分の記憶の整理ができていないということになるのではないでしょうか。

「今、何の話をしてるかわからない」という状態がそうだと思います。

糸井　あぁ……「そりゃ、アイツだ」とか具体的な人間が思い浮かびますね（笑）。

池谷　出力に問題がなくても、入力に問題があれば、もはや思考することは難しいでしょう。

糸井　それって、「頭の中が真っ白になっちゃう」ということじゃないですか？

ユニクロの社長（編集部注・現会長兼ＣＥＯ）の柳井《やない》さんにインタビューした時に、「いちばん大事なのは、どんなことがあっても真っ白にならないことです」と言っていたんです。

「難問に絶えずさらされているから、経営者って真っ白になっちゃダメなんですよ」

というその一言には、すごい価値があると思いました。

……でも、苦しい時、人って真っ白になりがちですよね。入力も出力もできないまま、止まるんですよ。

人の話を聞いていてもわからない状態は、明らかに真っ白になっているか、違うもので埋めている場合でしょう。それは脳がはたらいていないってことですよね。

池谷　そうなんです。

糸井　ディスコミュニケーションに陥る時って、真っ白になっていますね。

ぼくは経験から言うと、真っ白にならないテクニックがあると思ってるんです。「『自分は真っ白になっていない』と思い込む」っていうものなのですが。

これ、小手先のテクニックに見えるかもしれませんが、けっこう大事なことなんですよ。

「真っ白になっていない」と考えているかぎり、人は「何とかしよう」と思えるんですよ。一見、あたり一面銀世界みたいに真っ白な場面に、民家の灯がうっすらと見えるのを探す、って感じかな。あ、またたとえてるけど。とにかく、「何とかしよう」と思えないのが、いちばんあぶない。

たとえば、ぼくは、今こうして池谷さんとお話をするように、専門家の人と対談する機会がとても多いのです。何かの分野のエキスパートだという人と仕事で打ち合わせをすることもよくあります。

そういう人たちと話している最中には、真っ白になっている瞬間とそうじゃない瞬間が、ゴチャゴチャ混ざっています。相手の領域の話には、わからない用語や考え方が出てくる場合が多いから当然なんです。

でも、相手についていこうと思っているかぎり、絶えず会話のムダ弾を撃って、相手のことをわかるための糸口を探せるんです。

これはコツなんだと思います。

むしろ専門的なことを下勉強して会いにいってしまった時のほうが、「この話はわかるぞ。うん、ここまではあの本にも書いてあった。あ、だけどここから先はわからなくなっちゃったよ。あれ？　これも知らない……」というように、勉強したネタが尽きたとたんに真っ白になってしまう可能性が高まるんです。もしくは、勉強をしすぎてしまって、その場で会っている意味がなくなってしまうとか。報道とか、研究という意味での対話だと、こういうことを言っていちゃいけないんだと思うのですが、ぼくみたいな何でもシロウトという人間ができることって、こういうことなんだろうと思っているんです。

ぼくがいろいろな分野の専門家と会う意味は、その人の持っているすばらしいものを、広告や対談というかたちで一般の人が触れられるようにするためだから。

ですからぼくはあんまり下勉強をせずに、絶えずこちらからふたりの会話を盛りあげるヒントを出すことに徹するんです。そうしているうちに向こう側が補ってくれたり、話をわかりやすくしてくれたり、つまり「ふたりで場をつくる」ことになります。

ふたりで一緒にいる場を何とかするための工夫をすることは楽しい。会っている意味があるし、仲良くなれる。

専門外なんだと気後れしている時間があったら、わからないことを、見栄《みえ》を張らずにわかったふりをせずに次の質問を考えたり、質問さえも思い浮かばなければ、一緒に考える材料をポンと出してみたりすればいい。まぁ、ほんとは、誰でもインタビュアーになれるってことです。ただね、その「場」をつくるためのヒントも出さず下調べもしないってのは、困るんですけどね。「何年何月のお生まれですか？」って訊《き》かれたって、そんなことくらい調べろ、と怒られるに決まってるわけで。それとは違うんだぜ、と言い訳はしておきますけどね。

こういう方法は、矢沢永吉さんがテレビで対談をしているのを観《み》ていて学んだんです。「あのう、ちょっと、ぼくにワカるように言ってくれません？」と言ってたんです。

池谷　（笑）言いそう。

糸井　「ふたりの場面なんだから、相手である自分にわかるように言えないあなたにも責任がある」と言っているわけで、同時にそれは「俺は、わかろうとしている」という意思表示です。

ぼくはそれを観ていて「あ、これだよ！」と思った。

「もう少し簡単に言うとどうでしょうか」

「今ちょっとついていきにくくなりました」

自分が現時点で理解したことを話してみて、「そうじゃないです」と言われるための材料を出すとか、ともかく「ふたりの場をつくる」のが、ぼくの方法だと思うんです。

一方、その逆で、「頭が真っ白になった時」って、交流がとだえますよね。「ここはどこ？　わたしは誰？」というか。たとえば、バッターボックスに立った時に頭が真っ白になっている打者がいたら、それはきっと「ここはどこ？　わたしは誰？」という状態です。その場でどういうプレーをすればいいのか、サインをどう読めばいいのか、インプットもアウトプットもできないバッターになる。

つまり、状況というか、社会と交流ができなくなると、能力を発揮できない。

それぞれの人がそれぞれの能力を十分に発揮できる方法を、ふだん池谷さんが研究している脳のことと絡《から》めて、これからお話をしながら見つけていけると最高ですね。

ストッパーをはずすと可能性がひろがる

池谷　今話された中で、糸井さんがコミュニケーションを重視しているところは、とてもおもしろいと思いました。実はふだん脳の中を見ているぼくも、そう感じることが多いのです。

　脳科学者は神経細胞ひとつだけを見つめてしまいがちです。だけど、ぼくは常々、「それぞれの神経細胞のコミュニケーションの取り方がわからないと、脳はわからない」と考えていましたから、今おっしゃったことにはとても共感しました。

糸井　昔の狼《おおかみ》少女と言いますか、まわりとの関係を遮断《しゃだん》して、人と会わないし情報を入れないという中では、脳はよくならないんですよね？

池谷　よくなることは、ありえないですね。

糸井　脳も人間の社会とおなじなんですね。個人だけでは生きられないし、他人との関係がなければ人としての活動がありえないですから。

池谷　ええ。人間の社会も脳も、個人や神経細胞どうしの相互関係があってはじめて機能を表すものです。

糸井　脳のはたらきのいい人が増えると、世界がおもしろくなるでしょうね。
　人と人が会うのも楽しくなるし、映画や音楽というような娯楽にも、いいものがいっぱい出てくるでしょう。それにもちろん仕事のできる人が増える。

池谷　はい。ただ、頭のいい人どうしや、おもしろい人どうしがうまくいくかは、またわからないでしょう。そこはもう、生命科学がカバーできる範囲ではないですけど。

糸井　ああ、そういうことはありそうだ。「すごくナイスだな、頭いいな」とぼくが思っている組織のボスどうしを紹介するのって、すごく難しいですよ。たぶん、牽制《けんせい》しあって、なかなか仲良くならないから。ボスどうしのそういう間合《まあい》って、脳の仕組みには関係ありますか？

池谷　関係なくはないと思います。脳は、もともと新しいものに対して必ず警戒心を持ちますから。そうじゃないと、たとえばはじめて会ったヘビにサルは近づいていってしまいます。それでは噛《か》まれてしまいますからね。
　動物も人間もそこはおなじで、新しい文化が生まれた時には必ず叩《たた》かれますよね？

糸井　あ、でもその警戒心を発動させないようにするのは、おもしろい人になるコツかもしれないですね。

池谷　生存にとっては、あぶないですよ。

糸井　あぶないけど、でもアーティストって、基本はそういう人ですよ。

池谷　あ、そうか。むしろ、楽しむ……。

糸井　ただ、「警戒心を持たないで飛びこむ」ということだけを売りものにしちゃうと、パターン化してつまんなくなるのでしょうけど。アーティストが「駄目になる」時に、そういう場合があると思いますね。単なる「冒険のようなもの」とか「非常識というルーティーン」とか、人はよく読みこんでいますからねぇ。

池谷　ええ。

糸井　でも、警戒心というか、ストッパーのなさには興味があります。

映画で、「筋肉を増強して、さらに痛みを感じないようにして、ものすごく速く走れるようになった人」が出てきたんですよ。

走っているうちに肉体そのものが耐えられなくなって、ヒザから骨が飛び出てもまだそのすごい速度で走っているというような、そういう場面があったんですけどね。ああいうイメージを見ると、ちょっと「いいなぁ」って思っちゃうんですよ。ぼくらの人生、いわばストッパーだらけですから。

池谷　身体《からだ》が耐えられないほどの力を加えないために、筋肉にも脳にも必ずストッパーがありますよね。一方に伸ばす筋肉があれば、逆側で縮む筋肉もはたらいている。両者の筋力をゼロにはできないんです。筋肉の相互作用は脊髄《せきずい》で調節されています。脳は人の吸収するエネルギーの二〇%〜三〇%を使っていますが、それでも脳の能力は全体の二%しか使われていないとされていますので、脳にも似たようなストッパーがあるのでしょう。

素潜《すもぐ》りの選手が心拍数を遅くしたりできるのは、ふだん意識して変えられないところを意識したということですから、あれは脳を特殊に訓練したんでしょうね。

糸井　何かを打開したいなら、ストッパーを休ませることで、自分のそれまでのバランスを壊してでも前に出ていく、というようなことを時々やってみないと、ダメなんだろうなぁと思うんです。それは、経験的に感じることだけど。

池谷　今の言葉で思い出したのですが、何かを進める時って、ストッパーをはずす方法と、前に進む力を伸ばす方法との二種類がありますよね？

人間の身体を見ているとおもしろいんですけど、ブドウ糖もそうやってつくられているんですよ。眠っている時には身体が動かないから、エネルギーをあまり使っていない。だったら、ブドウ糖をつくらなければいいのに、絶えずブドウ糖を一〇個つく

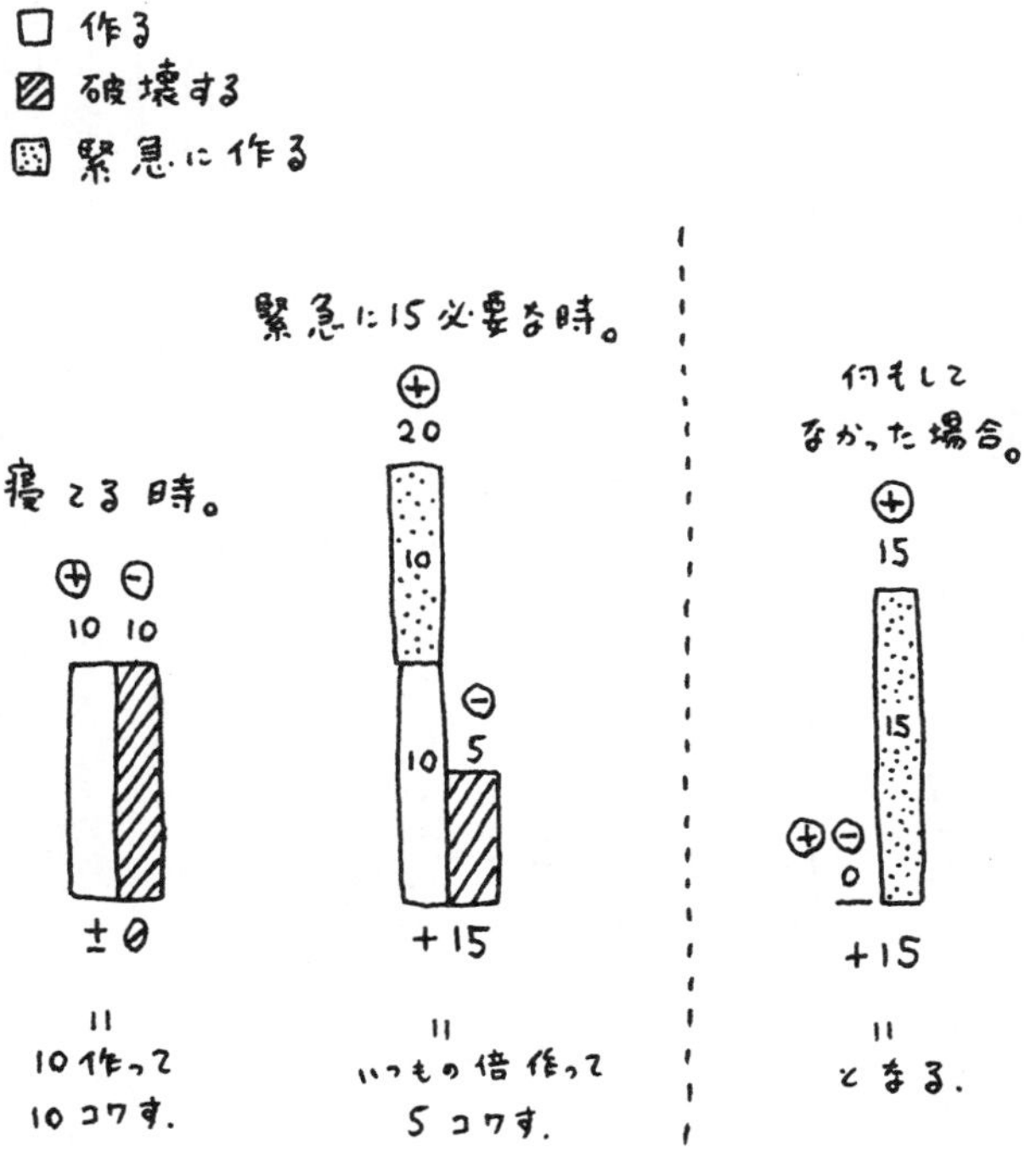

図3　ブドウ糖作成のモデル図。人間の身体は、一見ムダなことをしているように見えるが、実は緊急時に対応できるように備えている。

って一〇個壊していたりしている（図3）。
これはムダのように思えるんですけど、急にブドウ糖の要る時には効きます。必要な時には、一〇個つくるところを二〇個に増やし、一〇個壊すところを五個壊すとしますよね？　そうすると二〇個マイナス五個で、差し引き一五個も増やせる。
ストッパーを半分にしただけだし、つくるほうもいつもの二倍つくるだけですから、ゼロだったところから一五個つくるよりも、ずっと簡単にエネルギーを生めるのです。ふだん脳がムダをしているのには、そういう意味もありますよ。

糸井　なるほど。仕事で言うと、ストッパーをはずして、ひとつ違う局面に行くことを何度かやると、次にできることの可能性が増えますね。「大舞台を踏むと強くなる」みたいなことですね。無理かもしれないと思えることをやり続けることで、変わる。

池谷　ぼくはふだん、ストッパーをはずすほうをそれほど考えていなかった人間ですから、その考えには興味があります。

糸井　ぼくはストッパーをはずすことで伸びてきた人間かもしれないです。もとの力を増やすのはものすごくたいへんだけど、ストッパーは意識ではずせますから。
事件にまきこまれたりすると、ストッパーをはずしたり、事件をこっちから飲みこんでしまうぐらいのことをしないと、問題に対処できないじゃないですか。

昔の芸人さんが、事件を起こしたり、たくさん恋愛したりしなさいとか言われたのは、ストッパーをはずすということに、ちょっと似ているような気がします。

社会と適合しないことをすることで、不慮の事故の処理能力や適応能力が増すんですよね。だから芸人さんは、生活が荒れるようなことを、あえてしたりもする。それに、勢いのある時には、キャパシティの広がりの分だけ今までと違う世界に接点を持ちますから、処理しきれなくなって荒れるんでしょうね。

事件の負荷をのりこえていくとか、できっこないのにみんなの手前、「できる」って言ってみせて飛びこんでストッパーをはずしてみたり……。

池谷　ストッパーをはずすって、ちょっと、見栄を張るのと関係してますね。

糸井　あ、そうだ。見栄とか好奇心のない人は、やっぱり、つまらないもんなぁ。できることが見えてるっていうか。……ここまで話すとぜんぜん脳とも何とも関係がなくなるかもしれないけど、トップクラスになる人って、ストッパーをはずしながらも、「はずす前に、頭の中でさんざんシミュレーションを済ませている」場合が多いですね。「ストッパーをはずすことでどのぐらいの被害が出る」とか、そういうことを細かく計算してる。負ける試合はしたくないくせに、変わらないでは生きられない、みたいな。強いと思われてる人って、そういう人が多いですねぇ。

刺激があるから生きられる

糸井　……逆に、ストッパーのがっちり効いている状態、「動くな」と言われる状態を考えてみましょうか？

池谷　そういう実験は、過去にたくさんの人が試みているんです。ネズミだけではなく人間でもやった例があって。白い壁で何にも刺激のない部屋の中に閉じこめて、食べものだけを与えるという残酷なものが。

糸井　怖い。

池谷　そうなると、二日めや三日めに変化が出ます。脳はもともと刺激を欲しているから、自分で刺激をつくり出してしまうんです。つまり、幻覚や幻聴が出てくる。

糸井　あぁ、なるほど。だから刑務所はつらいんだ。ごはんは食べられるし寝られるし、生活には問題がないのにつらい。新しい情報と遮断《しゃだん》されることは、きっと人にとって、そうとうつらいものなんでしょうね。

孤独のあまり独房で思わず歌をうたってしまうとか、幻聴が出ちゃうのとか、みんな、「刺激がなくて耐えられない自分を助けるための仕組み」みたいですね。

池谷 ええ。脳に快楽を与えるということになります。

糸井 つまり気持ちよくないと、生きることがとても難しい？

池谷 はい。

糸井 いま、「刺激が多いと頭がよくなるのか」というように考えてみたんだけど、これ、そうでもないですよね。赤ん坊のことを思ったんです。

赤ちゃんの場合は、実際に処理できる情報も手段もものすごく少ないんだけど、情報を増やそうという意志があるから輝いて見えるんじゃないかと。その逆にたとえば三八歳の会社員がいたとして「私に決して刺激を与えないでください」という態度でいたとしたら、それは魅力がないじゃないですか。

赤ん坊以上に情報を処理しているはずなのに、三八歳会社員のほうには「なさけない」とすら思ってしまう。つまり、次に向かうベクトルがあるかないかが、素敵だとか頭がいいとか思う境界線なのでしょうか？

頭がいい、素敵だ、かっこいい……そうほめる時って、何か、「この人を、とめないでおきたい」って思っているような気がするんですよ。

池谷　「とめないでおきたい」って、いい表現ですね。

糸井　リーダーシップをとる時には、チームをとめる必要もあるけど、その場合でさえ先があって、次に何かをするためにとめるんだと思う。自分が誰かに対して「バカ！」と怒る時のことをふりかえってもそう思う。ぼくはいつも、ものごとを枠内に封じこめて考えをとめようとしている人を「頭がかたい」「わからずや」って言って憎んでいるような気がします。

一緒にどこかおもしろいところに行けるかもしれない、と思えるような人が、頭がいい人なんじゃないかなぁ。ぼくとしては、「もっといいものなら取り入れる用意がある」っていう人と話していると、気持ちがラクなんです。だから成長しようとしている赤ん坊がヒントを与えてくれるわけだし、「刺激は要りません」な人がイヤなんですよね。

池谷　なるほど。

糸井　人間はきっと、ベクトルが前や上に向いている人に好意を覚えるのかもしれない。あ、でも、なんでも「やだ」って言う女の人も好きなのは……？

池谷　(笑) 理不尽です。

糸井　まぁそれも、無理に説明すれば、「それさえものりこえてあいつを好きな俺」

みたいな話なのでしょうかねぇ。

池谷　脳そのものは、さっき言ったように「無刺激に耐えられない」っていう性質を持っているかぎり、本能的にはより刺激があるほうに向かいますね。それは装置としてそう備わっているわけです。

糸井　本能としては、刺激のあるほうに向かうのか。だとすると、「安定していて安心よ」みたいな人は、別の場所でストレスを感じているかもしれない。知らないところでとんでもないヨコシマなことを考えているとか……。

池谷　「人間あるところ歌あり」も気になりますが、おなじくらいすごいなぁと思うのは、「人間あるところ宗教あり」なんです。ぼくとしては、宗教は「人間が関係性を欲しているから」存在していると思っています。何かに依存するというかたちで他人と交わったり話したりすると言いますか。

糸井　他人とのコミュニケーションで言うと、「狼に育てられた少女」のように、コミュニケーションがなくなると、どうなるのですか？

池谷　えーと、次のような実験もあるんです。

人間だとなかなかできないんですけれども、サルなんかだと、親から離して、刺激もぜんぜん与えないで、暗い小屋とかで人間からの刺激もないように、エサも遠くからチューブで与えるとか、そうやって育てると……。

糸井　やなことするねえ。

池谷　そういうことをすると、やっぱり長生きはしないです。トローンとした顔で欲がなくなってしまう。外に行くことを欲することすらなくなるのです。

糸井　あ、やっぱりそうなんですか。

つながりを発見する能力

糸井　ここからは、池谷さんに脳の仕組みを伺うことで、「とめないでおきたい人」になれるような脳の活用の仕方を探りたいと思います。

池谷　さきほど、頭がいいということについて、糸井さんが「いいとか悪いとかいうことではなくて、好き嫌いで区別がついちゃう」とおっしゃったところが、ぼくにとってはけっこう目からウロコでした。

常々実験をしていると「脳は、主観的な判断しかできない」とは、とてもよく感じるのですが、さらに「好き嫌い」という言葉で置き換えれば、もっとわかりやすくなりますから。

好き嫌い……言い換えれば、脳が興味を示すかどうかを考えていけば、頭を活用することのひとつの手がかりになるかもしれません。

糸井　そうですね。「興味・関心」と言えば、池谷さんご自身としても、現在おやりになっている研究は四十代になる前で終わりにするというような話をされていて、それが、ぼくには、とてもおもしろかったんですけど。

池谷　研究は、もともとどの研究でもだいたい三十代ぐらいまでです。数学者なんて、もっと若いですよね。脳の研究にしても、新しい概念が提唱されたり、新しい技術が導入されたりすると、「若い人たちには到底かなわない」ことが出てきます。

かなわないというよりは、「いろいろな雑務に忙殺されてしまって、自分がやらなくても、若い人が研究を意欲的にやってくれるので、管理にまわって研究全体の方向づけをしていくようになる」と言うほうが、正確かもしれません。それが一般的な四十代以降の科学者です。

年齢を重ねると遠視になるので、顕微鏡の下でピンセットを使うような細かな作業をしにくくなりますが、脳自体は三〇歳や四〇歳を超えたほうが、むしろ活発になると言われているんです。三〇歳以降の脳は、独特なはたらきをするようになるので、それを利用できるかできないかで、ずいぶん変わってくると思いますよ。

ぼくは今三一歳でして、まだ経験してないから実感はないのですが、脳は三〇歳ぐらいから別の動きに入るようです。

新しいものにすんなりなじめる人と、なじめなくてそれまでの脳の使い方に固執して芽が伸びないままの人との二極分化が起こるという。

……三〇歳を過ぎると、つながりを発見する能力が非常に伸びるんです。

「英語のうまい人はフランス語の上達も早い」

「ソフトボールがうまい人は、野球の上達が早い」

たとえて言えば、そういったような状態ですね。つまり、前に学習したことを生かせる能力というか……。一見関係のないものとものとのあいだに、以前自分が発見したものに近いつながりを感じる能力は、三〇歳を超えると飛躍的に伸びるのです。

糸井　え？　その能力が伸びることは、何でわかるのですか。

池谷　研究の中で脳を直接見ていると、「二十代が終わるところまでの状態で、脳の編成はだいぶ落ち着いてくる」ということが、ほんとうによくわかります。

それまでは、つくったり壊したりのくりかえしで、脳は再編成されながら柔軟に動いていくんですけど、三〇歳を超えるとワインが熟成していくような落ち着きが出てくる。……すでに構築したネットワークをどんどん密にしていく時期に入る。

ですから、推理力は大人のほうが断然優れています。若い時にはつながりを発見できる範囲が狭いのですが、年を取っていくにつれてつながりを発見する範囲がすごく広がって、その範囲は三〇歳を超えたところで飛躍的に増える。

「今まで一見違うと思われたものが、実は根底では、つながってる」ということに気づきはじめるのが、三〇歳を超えた時期だと言われています。

糸井　なるほどなぁ。よく、丸暗記をする能力は子どものほうが優れているとか、幼年期の活発さみたいなことが言われています。二〇歳を超えたら脳を鍛えられないというような考えもあります。でも、池谷さんの話には、そういう従来の話とは違う「何歳になっても、そこからが頭をうまく使えるかどうかの勝負どころなんだ」みたいな感じがあって、それ、いいですねぇ。

池谷　確かに、無意味な文字の羅列を憶《おぼ》えたりすることに関しては、大人は子どもに勝てないでしょう。ただし、そこは根気の問題もあって、子どもは、ポケモンのカードとかを一日中でも見ていますよね？　大人も、あそこまでの根気を持っていれば、きっとポケモンを何百も憶えられるでしょう。

糸井　三〇歳までは構築していくのに力を入れる時期で、そこからはつながりを発見していくんですね。この話は、「背がとまってから大人になる」みたいなイメージなのでしょうか？

池谷　時期的には、背がとまる時期とものとものとのつながりを発見しやすくなる時期とは、離れていないです。

高校生ぐらいの頃に突然背がとまって、その頃から、論理的思考がだんだん発達していきますが、ただ、その時点では論理的な思考が未熟です。
実生活に結びつけた論理的な思考は、三〇歳を超えてから伸びる。

糸井　ふーん。年齢が上の人のほうが比喩《ひゆ》をたくさん思いつくのも「つながりの発見」かもしれないですね。

池谷　つまり、ネットワークを密に深めていくことはどんなに年齢を重ねても、どんどんできることなので、「わしはもう、脳がはたらかないから」ということは、ないんですよ。

糸井　そう思えるだけでも、暮らしていて楽しくなるなぁ。

三〇歳の誕生日は人生の縮図

糸井　脳のインフラが整備されるのが三〇歳までというのは、とてもよくわかりました。それ以降につながりを発見する能力が飛躍的に伸びるというのもおもしろかったです。

とくに今は、昔なら一五歳で嫁に行った時のように若くして複雑な経験を積んでいた時代よりも、大人になるのが遅くなると考えたほうがいいから、「三〇歳までは、子どもなんだ」って思っちゃったほうが、いいかもしれません。

「三〇歳までは、とにかく失敗をたくさんして、インフラを整備していく」と考えたほうが、生き方が複雑になってきている現代に合ってると思う。

大人も、文句を言わなくて済むじゃないですか。「二八歳なのに、いまの若いもんは」とか、そうクチを出すことには何のいいこともありませんから。

池谷　なるほど。そのほうが若者も気分的にラクですね。

糸井 三〇歳から先の可能性を考えると、むしろ二十代の時には、わけのわからないままいろいろなことをやるほうが、小さくまとまるよりきっといいんですよ。

「二十代は、まだバカなんだから」

と言ってあげたほうがいいぐらいです。

自分で考えても、ぼくはかなり晩熟らしくて、二〇歳過ぎの頃はほんとうにバカでしたから。流行《はや》りの思想家だとか映画監督とかの名前だけを挙げて、読んでもいないし理解もできていないのに利口ぶるみたいな時期も、あった。「××を読んでるんだぜ」という背伸びだけで済ませるような愚かさが、若い時ってきっとある。分野はいろいろだろうけど。

ただ、若い時期には背伸びの重要性もあるんでしょう。背伸びをくりかえすというムダな試みの中で、脳の情報のインフラが揃《そろ》うというか。背伸びは、むなしいけれども大事なものでもあるように思えて、そこはかなり気になります。

池谷 ぼくが学生の頃、大学の学部長がみんなを前にして、年度のいちばん最初に「きみらは、背伸びをしろ」と言ったのを思い出しました。「中身が伴わなくてもいいから、まずは見栄《みえ》を張れ」って。どういう意味で言ったか、わからないんですけど。

糸井 へえ。確かに、最初はブランドから入ったとしても、競う力や社会と戦う力が伸びたりしますよね。でも、だからこそ若い時ってけっこうツラいんです。「俺より先に、あいつはあそこまで行っている」ということのくりかえしですから。

池谷　ただ、その時に脳がどうやってはたらくかは、まだわからないことが多いです。闘争本能や虚栄心、モチベーションがどうつながっているのかという話題ですから。好きなことに対してモチベーションを持ちやすくなるといった構造は、だいぶわかっているのですが。

糸井　競争なしにモチベーションを維持するって、けっこう難しいですよ。

池谷　ええ。難しいです。

糸井　これを「つながりの発見」と言うのかよくわからないけど、今、思い浮かべたのは、若い人のあいだのセンスの競争です。若い子のあいだの根本的な差別や区別の基準は、今、「センスがいいかどうか」だと思うんですよ。知能指数や筋肉よりもセンスのよさってのをずっと大事にしているように見えます。

学校とかでも、オシャレかどうかで仲間分けができているらしい。でも、ぼくが思うのは、センスって、一見生まれつきのように思えるけれども、実はセンスもガリ勉すれば身につくってことです。センスのよさとか、感覚の鋭さは、学べないと思いがちですが、そんなことはない。

ぼくの知っている、ほんとうにすごいフレンチレストランの料理長が、

「わたしは田舎で、コメと味噌汁《みそしる》で育ってきましたから」

って、平気で言うんです。味覚とかムードとか、センスを仕事にしているけど、最高峰まで行ってしまうと、「ロクなものを食べないで育った」とごく自然に言えちゃう。

その人は、センスをしっかり学んだんです。だから、「環境」と「能力の発揮」の差がわかっている。言えちゃう人のほうが、強い上にかっこいい。

「センスも学べる」と思うと、おもしろくなると思いませんか?

つまり、センスをガリ勉したあとで、生まれ変わったふりをして別の場所に現れれば、それはふつうに「センスのいい人」になってるもの。自分でも広告だとかのクリエイティブな仕事のコツを、「伝えられるものだ」と考えはじめているんです。そういうものは伝えられないというのが、ぼく自身も考えていたことだったんですけどね。伝達できると思うと、真剣に自分のチームを育てられます。一〇〇%じゃないとしても五〇%は伝達可能だと思いはじめたんです。残りの五〇%は、その人固有の個性だということでしょうが。ぼくはいま、そういうことに興味がありますね。

三〇歳を超えると、すでに構築したものが育つとおっしゃっていましたよね。三〇

歳を超えると、どうも自分の得意なことを伸ばしていって、不得意なことに関わることを減らしていくような気がします。優先順位のつけ方がだんだんわかる。

池谷 そうですねぇ。「年を取ることは捨てることだ」なんて言葉も、聞いたことがありますし。

糸井 あぁ……昔からやっぱり、みんな似たようなこと言ってる。

池谷 脳のムダをそぎおとすというか、優先順位を決めることは、「リストラをして要らない細胞を捨てていく」という脳の性質にすごく合っていると思いますよ。

糸井 はい。ものごとが複雑化していくプロセスって、だいたい似ていますね。脳の話をしていると、世の中のものごとぜんぶの話をしているのかもしれない、みたいなワクワク感がありますね。そこがおもしろい。

池谷 そうなんですよ。

糸井 ところで、池谷さんは三〇歳の誕生日に何をしていましたか？

「三〇歳の誕生日に何をしているかでその人の人生が決まる」って、ぼくは前から大げさに言っているんですけど。

池谷 (笑) 仮説ですね。

糸井 シンボリックな日なんですよ。

「三〇歳になるんだ」という自分の思いは強いし、その日に何かをしようと思えば、ある程度は意識的に選べるようにもなるし。さらにまた社会的なポジションも持っているからその日も会社ではたらいていたりして、選べない要素も持っている。ちょうど折衷案《せっちゅうあん》みたいな一日を送るんですね。

「これからの俺は」みたいに思う大事な日だけど、周りの人は周りの人で考えていることもあるから、誕生日の姿は「ちょうどこんなところだな」という位置に落ち着く。それは何か、一生に似ているような気がしてて。

池谷 ぼくの三〇歳の誕生日は去年でしたが、大学で仕事してました。ただ、教えている学生たちが、ぼくの誕生日をはじめて祝ってくれたんですよ。

糸井 ああ、なるほど。そんな一生ですよ。

池谷 (笑)

糸井 基本的なベースは大学にいて。

池谷 ええ。研究していたら、「先生ちょっと教授室に来てください」と言われて、サプライズパーティーだった。びっくりしたけど、とてもうれしかった。

短いパーティーが終わったあとには、また論文の続きをパソコンで書いてました。そんな平凡な一日だったような気がします。

糸井　でも、いい日ですね。やりたいことをやっているんだし。

池谷　そうなんです。やっぱり研究が好きなんです。

糸井　うれしい事件が加わって、好きな研究もしていて……。イヤじゃない人生ですよね。

脳の九八％は眠っている

糸井 池谷さんが研究なさっているのは、人間の関係性の話よりも、人体の内部の話ですよね？

池谷 ええ。もっと細かい神経細胞一個単位の話です。

糸井 「一個」ですか！

池谷 厳密に言うと、今の生命科学ではまだ神経細胞一個のはたらきすらわかっていないのです。それが実情でして、神経細胞がふたつになってお互いに回路をつくっちゃうと、かなり調べることがたいへんになるのです。

　ましてや脳は一〇〇〇億の神経細胞が集まっていますから、正直に言うと、現代の未熟な科学ではとても手がつけられない。世界中の研究者は誰も脳の実体を正確には把握していません。

糸井 細かいところを見ているとは想像していたけれど、研究している分野は「神経細胞一個」なのですか……。池谷さんは、もともと脳の研究の中では、何に注目しているのですか？

池谷　ぼくは、記憶を扱う部位である海馬《かいば》を研究しています。記憶に興味があるのです。そして将来、最終的には痴呆《ちほう》のことを研究したいという気持ちがあります。あ、これ（写真2）はネズミの脳の神経回路の写真です。

誰でもすぐ簡単に培養《ばいよう》できるんですよ。培養していくと、となりの細胞と関係を持つんです。

糸井　都市みたいだね。

池谷　道路やケーブルが敷かれた状態です。その中で、神経細胞と神経細胞のあいだをつなぐ「シナプス」をつくります。次の写真（写真3）を見てください。

大きなかたまりが、ひとつの神経細胞ですね。小さなポツポツしたところのひとつずつが、一個のシナプスになります。となりの細胞との関係とひとくちに言ってみても、これだけたくさんの網の目になっています。シナプスはものを記憶できるのですが、おなじ線上でも、ある地点にあるシナプスと別の地点にあるシナプスでは記憶がどう違うか、というように話題は尽きないのです。

糸井　これって、豚の脳でも人間の脳でもそういう感じなのですか。

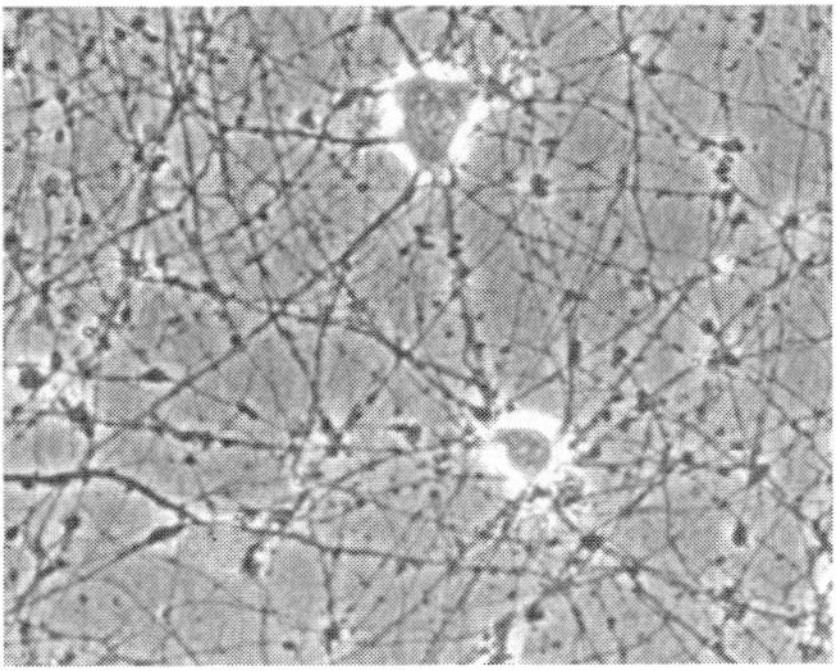

写真2　中央の上と下にあるのが、神経線維で結びついているふたつの神経細胞。シャーレ上で1週間ほど培養しただけで、このように神経回路をつくりあげる。撮影：池谷裕二

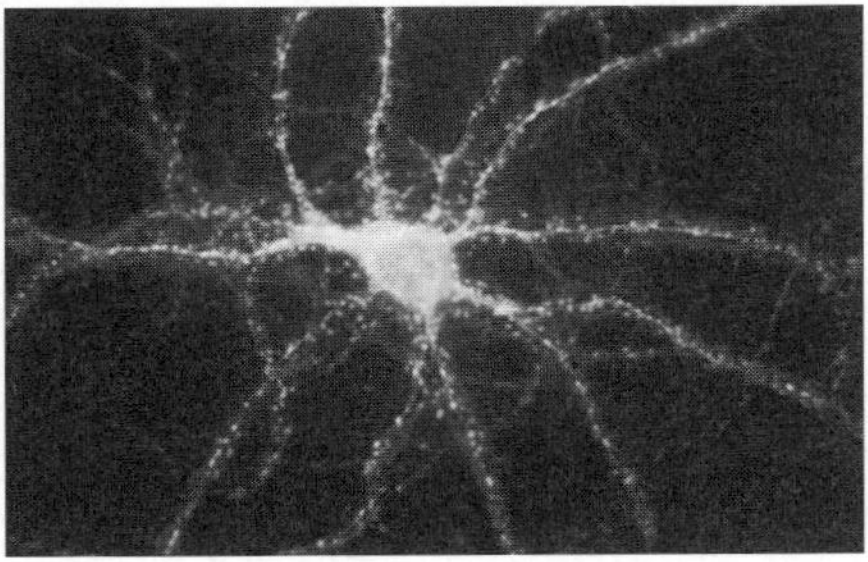

写真3　中央の白いかたまりが、ネズミの神経細胞。グレーや白色でポツポツしたところが、他の神経細胞との接点である「シナプス」。ひとつの神経細胞にはおよそ1〜3万個のシナプスがあり、それぞれのシナプスで記憶は異なる。
C. Verderio, S. Coco, E. Pravettoni, A. Bacci, M. Matteoli, “Synaptogenesis in hippocampal cultures” in *Cellular and Molecular Life Sciences* Vol.55, p.1450, 1999 © Birkhäuser Publishing Ltd., Basel / Switzerland

池谷 ええ。ちなみにこれは、ネズミの脳です。

糸井 こんなに複雑でも、ただのネズミ？

池谷 実は神経一個一個をばらばらにしてしまうと、ネズミにも人間にも差がないんです。

ぼくはかなり神経細胞を見なれていますが、ネズミと人間の神経細胞を見せられてどちらのものかを言い当てる確率は五〇％ぐらい。つまりほとんどわからない。

逆に言うと、神経一個一個をいくら研究しても、人間はわからないんです。神経細胞なら、昆虫でもほぼ一緒ですから。

糸井 昆虫も！

池谷 なめくじなんかにも神経細胞がありますよ。

糸井 そいつらと人間との差は、一個ずつの細胞としてはないとしたら、どこにあるのでしょうか？

池谷 やはり関係性です。神経細胞と神経細胞がおりなす社会が違うんです。ネットワークのパターンが違う。

糸井 過疎《かそ》の村と大都市のように？

池谷 そういう言い方をしても、いいかもしれません。つながり方が違うんですよ。

そして関係の自由度も人間はほかの動物に比べるととても高いです。
一方、おなじ人間と言っても、最低限のつながり方は一緒ですけれども、つなぎ方の個人差があるんです。それが、個性の表れなんですけど。

糸井　都市設計が違うのかなぁ。
この写真を見ていると、使わなければ使わないほど道路はできなさそう。

池谷　そうなんです。情報の通る量の抵抗が上がったり下がったりすると、道が増えたり減ったりします。

糸井　情報が増えて、道路の抵抗が高くなると、そのぶんたいへんなことになりますよね？

池谷　神経細胞は意外とタフなヤツで、へこたれないというか、大丈夫なんです。使わないのがいちばんムダなのです。逆に使えば使うほど密になりますよ。

糸井　神経細胞は、増えるんですか？

池谷　増える場所もあります。ぼくの研究している海馬なんかが、そうです。ただ、ふつうは増えません。増えようが増えまいが、余っているんです。
基本的に、からだはムダをするようにできています。
免疫《めんえき》の細胞はまさにそうで、いつどんな外敵が入ってくるかわからないから、常に大量の細胞が外敵に備えています。実際には、一%ぐらいしか使われない。脳もかなりの部分が使われないんです。だから、どんどん死んでしまってかまわない。

それよりも、使われている細胞がいかに密にシナプスを形成するかのほうが、重要だと思います。

糸井　神経細胞どうしの関係を、一度「都市設計」だと思うと、ものすごく理解しやすくなりますね。都市をむやみに増やしても道が通じていなかったらだめだし、逆に少ししか都市がなくても、そのあいだをびゅんびゅんクルマや飛行機が飛んでいたら、自由にすばやく行き来できる。使えば使うほど道が密になる、ということは、偏《かたよ》った脳の使い方をしていたら、ちゃんと偏った部分が過密になっていくのでしょう。

池谷　その通りなんです。

バイオリニストは、ふつうの人よりも左手を使う機会が多いのですが、左手を扱う脳回路が、明らかに密になっているという実験結果があります。

糸井　ちょっと感動的だね。神経細胞の関係性は、「地図だ」という見方をしてもいいですか？

池谷　地図と交通ですね。地図だけあっても、情報が走ってなければだめですから。

糸井　なるほど。そして、とてもタフだから、へこたれないと。

池谷　ええ。どんどん新しい道路をつくります。「へこたれない」というのは、都市設計の予算はたくさんあるよ、ということ。

糸井　「予算」って、この場合には何ですか。

池谷　グルコースです。つまり、ブドウ糖。炭水化物が分解されたものですね。まさにこの炭水化物こそが脳の唯一《ゆいいつ》無二の栄養なのです。ですから、受験の時には、カツを食べるよりも、ごはんとかおソバを食べるほうがいい。

糸井　脳細胞が死んでいく量もすごいんでしょ？

池谷　はい、一秒に一個ぐらい。今、ここでこうして座っていても、ぼくは、さきほどここに来た時よりも、明らかに脳細胞が少なくなっています。でも、生き残っている細胞のほうが明らかに多いんです。一生かかってもたくさん残る。だから気にしなくていいんです。それぐらい、脳はムダをしていますので。

糸井　なるほど。とにかく脳細胞ってのは、「増えたの減ったの騒がなくても、もともとたっぷりすぎるくらいにある！」と。

人間は眼に頼る

糸井　今はこん棒持って狩りをするようなこともないし、田んぼで腰曲げなくても米は買えるし、ぶらぶらしててもメシを食える時代で。だけど表層的な情報交換はずっと増したわけで……脳の使い方が、大昔とはだいぶ違いますね？

池谷　ええ。でも、それはもう気にしなくてもいいと思うんです。脳はそれだけの柔軟性に富んでいますから。たとえば、クロマニヨン人の赤ちゃんを今の社会に連れてきても、微分積分を憶《おぼ》えることはできる。犬やチンパンジーでは、それは無理です。

糸井　人体そのものってのは、時代の変化くらいじゃ変わりゃしない。そうかぁ。大げさに考えすぎちゃダメですね。で、人とそのほかの動物とは、その場合に何が違うんですか？

池谷　脳のつくりです。

ネズミの脳にはシワがない。ちなみに、シワがいちばん多いのはイルカです。人よ

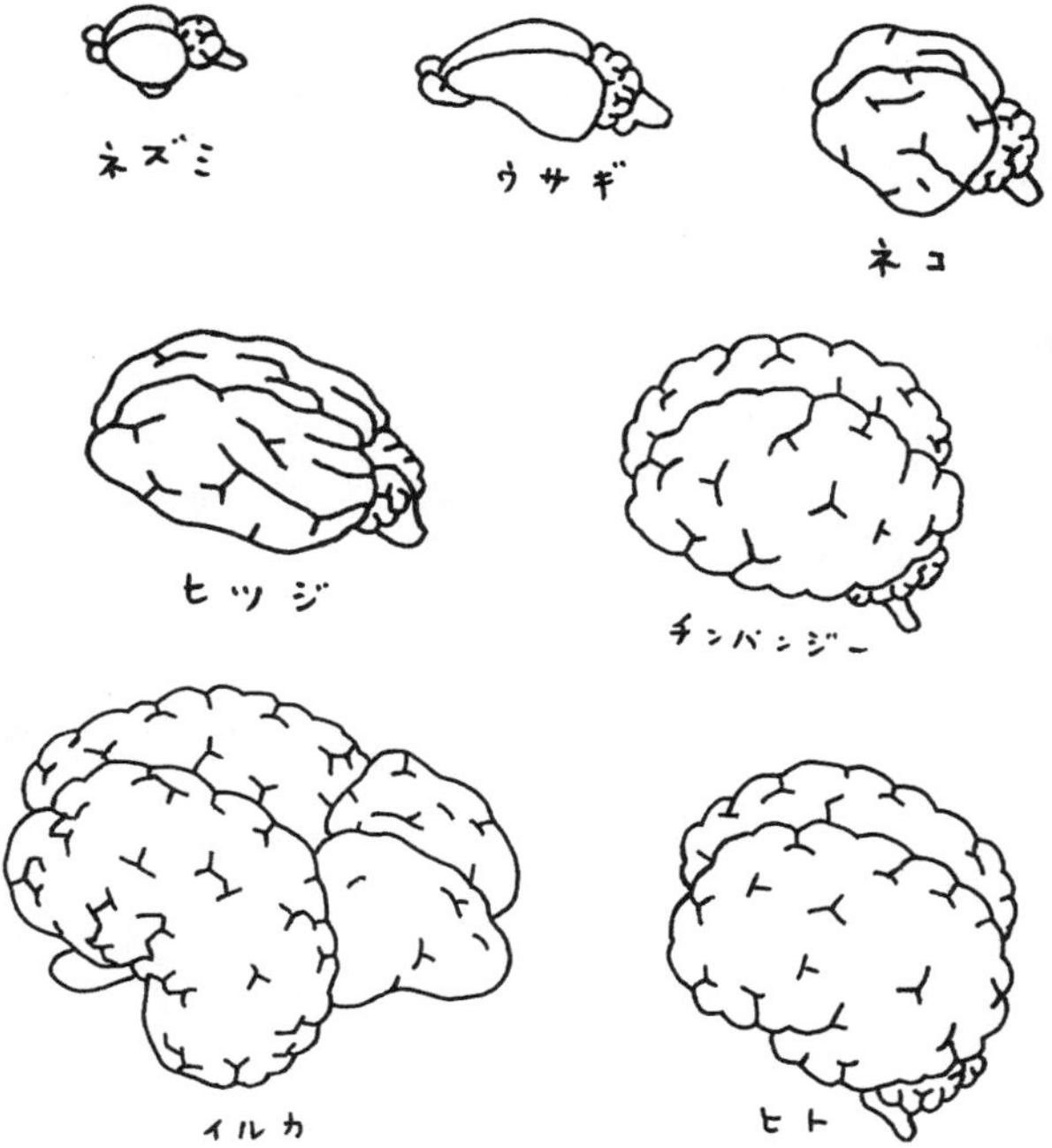

図4 ネズミ、ウサギ、ネコ、ヒツジ、チンパンジー、ヒト、イルカの脳の比較。
下記文献の転載許可を受け改変。
Mark F. Bear, Barry W. Connors, Michael A. Paradiso, *Neuroscience:Exploring the Brain*, Second Edition, p.165, Chapter7, figure7.1, 2001 © LIPPINCOTT WILLIAMS & WILKINS

りも、シワシワになっていますよ。シワが多いという意味は、「おなじ容積の中にたくさんの面積を詰めこめる」ということです。

人間の脳のシワをひろげたら、新聞紙一枚ぐらいにはなりますよ。それがくしゃくしゃっと頭蓋骨《ずがいこつ》の中に詰めこまれているわけです。

糸井　そういうちょっとした情報がうれしいねぇ。「そうかぁ、新聞紙かぁ」なんて。

池谷　ネズミはシワがないから、ぜんぶで十円玉ぐらいです。

糸井　そういう話を聞くと、「脳って、デカイほうがいいのかな」って、短絡《たんらく》的に思ってしまうけど。

池谷　そうでもないです。人間の男性の脳は一四〇〇グラム。女性は一二〇〇グラムぐらいですが、男性のほうがかしこいとは言えないですから。脳の大きさで言うなら、クジラのほうが大きいですし。

糸井　この図を見ていても、池谷さんとぼくとでは、注目するところが違うのだろう……と、それを想像するのも、たのしいです。

池谷　科学者は脳の中の特化した部位を見ます。他の動物と比較して脳の中のどこが大きいかで、その動物が何を得意としているのかがよくわかりますから。

たとえば、小脳。小脳は運動をつかさどる部分なのですが、ネズミの小脳は、人間の小脳よりも、脳全体の中で比較すると大きな割合を占めています。ネズミのほうが、人より動きがあるから。

ちなみに、小脳の割合のもっとも大きい動物は、鳥なんです。急旋回したり、上から狙《ねら》うだとか、運動神経がすばらしいです。

糸井 飛ぶからねぇ……。

池谷 それぞれの動物にとっていちばん大切なことが、そうやって脳のかたちを調べることでわかります。人間だと、「聞く」とか「嗅《か》ぐ」などの能力がダメですね。逆に眼に頼った生活をしているので、人の視覚野《や》は非常に大きい。それと人間にとって重要なのは前頭葉《ぜんとうよう》です。ほかの動物にはほとんどない。サルでさえも前頭葉は小さいのです。

サルは額が垂直ではないです。あれは前頭葉がないから斜めなんです。額が垂直なのは人間だけですよ。

糸井 それって、おデコと関係してないですよね？「あなた、前頭葉ちっちゃいな」とか。

池谷 たしかに、そういう骨相学《こっそうがく》という学問はあるにはあるのですが、実際には、それほどわかりやすい差はないですよ。

糸井　よかった（笑）。そうじゃないと、見え見えだから。

池谷　アハハ。

糸井　前頭葉は、人間らしい何かを独特に持っている部分なんですか？人間が人間たりえる欲望が詰まっています。

池谷　はい。モチベーションとか、言葉を扱う能力とか、人間が人間たりえる欲望が詰まっています。一方、食欲や性欲といったより本能的な欲望は脳の真ん中の深いところにありまして、他の動物のほうがむしろ大きいのですが、人がコミュニケーションをしたがるのは、前頭葉のはたらきが大きいです。鬱病《うつびょう》の方の中には、前頭葉があまりはたらいていない場合もあります。

糸井　なるほどなぁ。あのう……消極的に生きたい人って、いるじゃないですか。「いいよいいよ、俺はさぁ」みたいな。あれは前頭葉が疲れているんですか？

池谷　たしかに、その可能性はありますが、残念ながら、そこまではまだ科学のメスが降りていませんね。

糸井　そういうのも知りたいものですねぇ。

脳は死ぬまで休まない

糸井　考えが煮詰まった時に、人は「脳が疲れる」とかよく言うけど、あれを池谷さんはどう思いますか。

池谷　脳はいつでも元気いっぱいなんです。ぜんぜん疲れないんです。

糸井　おおおおおぉっっっっっ！

池谷　脳がとまってしまったら、体肢《たいし》も五《ご》臓六腑《ぞうろっぷ》もぜんぶ動きがストップします。寝ているあいだも脳は動き続けて、夢をつくったり体温を調節したりしています。一生使い続けても、疲れないですね。疲れるとしたら、目なんですよ。

糸井　なるほど。

考えごとをして疲れを感じた時は、あれは脳が疲れているわけではない。だとしたら、「三〇分休憩して疲れを取って」という考え方をしないほうがいいですね。目の疲れだとか、おなじ姿勢を取った疲れを補うことのほうが、実践的なわけだ。

池谷　はい。
糸井　じゃあ、姿勢を変えたり眼球を休ませたりするためには、動きながら考えるのって、すごくいいですか。
池谷　はい。実はぼく、それをよくやってるんですよ。まわりに「うるさい」って言われますが。
糸井　「脳は疲れない」と知るだけで、違う休息の方法が思い浮かぶ。
池谷　ぼくは、パソコンの前にいすぎて疲れたなぁと思う時には、席を立って歩き回りながらも、おなじことを考え続けます。
糸井　わかります。「いったん忘れる」っていうのが、いちばんよくないんですよ。
　企画を考えている時なら、いったん忘れないで、考えたまま違うことをするのがいいと思う。ぼくの場合、トイレに行ったりするのですけど。経験則だけど、「考え続けると、必ず答えが出る」と信じると、いつもいい結果になる。
池谷　信じることも、重要でしょう。自分で自分をだまして、さらにそのうえで、その自分が心地よく動けるのは、とても大切だとぼくは思います。
糸井　まずは、「脳は疲れない！」ですね。これは、憶えておきましょう。それだけでも、ずいぶん考えが違ってきます。

池谷　ある作家の話で、

「区切りのいいところまで書いて終わりにして、あとで続きを書きはじめるのはとても難しい。それよりも、区切りのいいところからあと数行を書いて休憩をとったほうが、うまくいく」

と聞いたことがありますが、それを聞いても、いかにほんとうの休憩がよくないかがわかりますよ。

糸井　「脳は疲れない」を聞いて、ぼくらが迷信のようなものを吸収しすぎて、いかに間違っていたかがわかります。

「休む時は、休むんだ！」

なんて、あれは妙に説得力があるもの。そういうことが、たくさんあるんだろうなあ。

「休まないでほかのことをする」という内容で言うと、ぼくの場合は自動車の運転とかパチンコがいい。考えているテーマと関係のない刺激があるおかげで、それまでの自分の分類にズレが出てきますから。

考えている時って、分類がどうしても固定しちゃうんですよ。そんな時にクルマを運転して、たとえばものすごいピンクの色の洋服を着た派手なおばさんが前に現れるとしますよね。

そうすると、ひとつのことを考えていながら、「すげぇピンクだぜ」とか、ふと思うんです。このピンクっていうような余計な考えが混じると、それまでの分類にズレが出て、おかげで考えていることを別のところから眺められたりしはじめるんですね。いままで考えていたことに、色っていう要素をつけ加えたらどうなるだろうとか。

大家族の中に秀才が育つとよく言われますが、それも、まわりに集中を邪魔するものが多いからかもしれません。

ぼく、居間で仕事をしているんですけど、テレビつけっぱなしで、読みかけの本を置いて、かみさんが何か別のことをしていて、みたいな……そういうふうになっていたほうが気持ちがいいんです。

池谷さんの言い方で言うと、ものとものとの「つながり」に修正を加えるというか。

池谷　糸井さんは、偶然から生まれる修正を、すごく大切にされていますね。実は、脳のはたらきもほとんどの部分が無意識の動きです。無意識なうちに、いろいろなもののごとをかなり適当にランダムにくっつけています。

糸井　試しにやってみる、みたいに？

池谷　はい。すごくやってるんです。その典型が「夢」です。

実は、夢は「記憶の再生」なんです。その証拠に、フランス語をしゃべれないぼくが、フランス語をペラペラしゃべる夢を見ることは絶対にない。記憶がないから。

夢には、「記憶にあるもの」しか出ない。

ただ、いろいろな組み合わせをしているのです。トライとエラーのくりかえしですけど、夢に限らず無意識では常にそんなことをやっています。

はじめての体験

池谷　糸井さんは、外からの刺激を意識的に取り入れて、偶然に起こることを多くさせていますね。脳は、もともと偶然にできる組み合わせをくりかえして動いていますから、それにプラスαしてさらに刺激的な要素を加えている糸井さんは、それだけ発想が豊かになるのかなぁと思って、いまお話を伺っていました。

糸井　ぼくは、いつも「変えてくれ」と思っています。「今の俺の考えは、間違っている」と思いたい……まだ足りないと言うか、もっとたのしくしたい。

そう思って、まわりから何かが飛びこんできて、「しょうがねえなぁ」というようなものでも何でもいいから、新しい組み合わせを待っているんです。とにかく、くりかえしに、耐えられない。

脳が疲れないという前提を知った上で、いま思ったんですけども、きっと、自分の考えに飽きてしまう。飽きた時に、どうやって「飽きさせない方向」になるだろうというのを、ランダムに取り入れていくのが、いい方法なのでしょう。

池谷　きっと、そうですね。

糸井　急に歌をうたってみたりだとか、人と話しているなら、ハズレでもいいから違う話題をポンと置いてみるとか。

話題に疲れた時って、池谷さんのお話では、脳は疲れていないわけですから、話題が行き詰まったと捉《とら》えるべきですよね。ものとものとをつなげる能力が固定して、動きがとれなくなるほどに飽和した……そうなった時にどうするかが、すべてでしょう。

池谷さんと話している中でぼくが思うのは、

「きっと、『あ、俺、飽きたな』と認識できることが大事なのかな?」

ということです。飽きているのかいないのかわからない時もありますが、もし飽きてたら、もう「飽和《ほうわ》」だと正直に認める。脳が疲れているわけでもなく、「ただ、飽きた」と。

「人と話しているのに飽きたって思ったら失礼だ」とか、

「俺は、自分の考えに飽きるはずがない」とか、

そういう間違った地点で固定し続けちゃうから、考えがとまってしまうんでしょう。放っておくと自分にウソをつくんですよ。飽きていない自分でありたくなっちゃうか

ら。

池谷　ああ、わかります。

糸井　もともと飽きる能力というか「集中するよりも、分散させる能力」に興味があります。ぼくは昔から、集中力の価値をあまり認めたくなかったんです、自分が劣っているからなんでしょうけれど。集中力をやたらに言いたがる人って、わりかし、精神主義になりがちですしね。

だからへそ曲がりで「分散力が大事なんだ」とか言ってたんだけど、「集中力って秀才の理屈」ですよ。無限に問題集を解いて予想問題をぜんぶできたらどの学校も受かりますけれども、誰かが答えを知っている問題をいくら解けたって「最上の弟子」になるのが関の山じゃないですか。

つまり、何も生み出さないのに評価されて、全体のレベルが上がっていくけれども、みんながおなじになってしまうという……未来社会の暗さを書いた小説のようになっちゃう。

これじゃ、人類、一気に滅びてしまいそうじゃないですか。

池谷　もともと脳にも、「おなじようにならないようにする」という本能みたいなものはあります。

糸井　アメリカは、嫌々ながらかもしれないけれど、エスニックをどんどん受け入れて、まぜこぜなままに、みんなの意見を分散させている。いい言葉で言えば多様性ってことでしょうけれど、あの活力って、きっと「悩みは深くなるけど、死ににくい」ですよね。

池谷　「いっそ、飽きたと認めよう」とか、そういう話はとてもおもしろいです。しかし、糸井さんの言葉を聞きながら、「ほんとうに、人間は飽きるのか？」と、考えていました。飽きるというよりは「ひとつのものを、見ていられない」のではないかと思ったんです。脳には、もともとそういう性質がありまして……。

この立方体の図（図5）を見てください。

この図を下から見ているか上から見ているか、数秒ごとに入れ替わりませんか？

糸井　おお、入れ替わる。

池谷　脳は、ひとつの視点を持続できないと言いますか、たとえば一時間、固定した見方でおなじものを見続けることはできないのです。

「飽きるのか、続けられないのか」は言葉の使い方の違いだけだとは思うのですが、今、そんなことを考えていました。

糸井　それは、おもしろい。

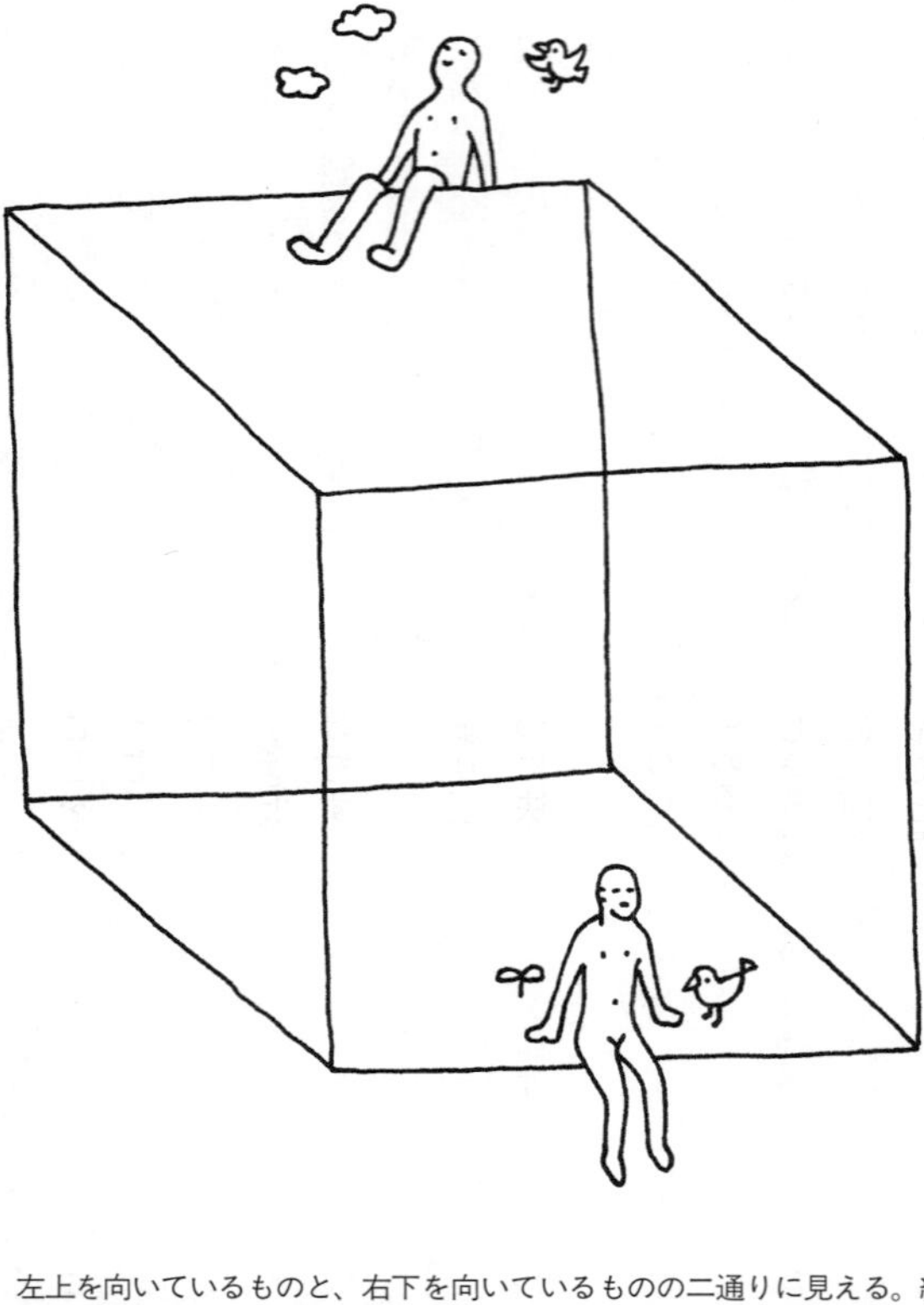

図5　左上を向いているものと、右下を向いているものの二通りに見える。網膜に映る映像は一定なのに、知覚は変化する。19世紀前半にスイスの結晶学者L. A. ネッカーがこの現象を発見したことから、「ネッカー・キューブ」と名づけられた。

池谷 脳は、そのくせ、この立方体を決して平面とは見ようとしない。つまり、かなり思い込みが強い。

糸井 そうかぁ。飽きるというより、おなじことをくりかえせないのか。ところで、池谷さんが「脳を研究しよう」と思った理由って、もともと何だったんですか？

池谷 よく聞かれるんですが、実際は何なのでしょう？ 祖母がボケていたとかそういうことはあるかもしれません。「なんでぼくを忘れちゃうんだろう」とか……。

糸井 最初の動機は、けっこう曖昧《あいまい》だったわけですね。

池谷 実はそうです。

糸井 動機の曖昧さについても、みんなあんまり正直に言わないですよね？ それも、さきほどの「ものとものとのつながりをひとつに決めつけて固定させてしまう」ことに陥る理由だと思う。

「なぜ、××をしたんですか？」という質問に対して、説明しやすいロジックを立ててしまって、「人には必ずはっきりした動機があるものだ」みたいなわかりやすい伝え方をしちゃう。そうすると、何かが消えてしまう。

だから、今、池谷さんが、自分のことなのに「何なのでしょう？」という答え方をしたのって、とってもよかったな。そんなもんだと思うんです、ぼくも。

池谷　はい。情報を整理しすぎると、消えてしまうものがあるというのは、よくわかります。

最近とくにそれを感じてて、整理しなくていいのかな、と思うようになってきました。机の上が汚かったとしても、そこからふと出てきたものが何かのヒントになったりします。それは、汚いからこそ起きたことで。

糸井　つまり、事件（アクシデント）性が増える。事件性が増えた時に、「はじめて対処する」ということで新しく脳の回路がつながるのではないでしょうか。ぼくは、「人って、はじめてのことをする時に、いちばん鍛えられるんじゃないか」と思っています。

くりかえしばかりなら、死んじゃったほうがましだと思うんです。たのしくないもの。……これは生き方の問題でしょうけれど。

池谷　おなじことを無目的にやらせること以上に、実験に使っているネズミをボーッとさせてしまうことはありません。おなじことのくりかえしは、脳をだめにしますよ。

糸井　古代ローマ史の先生の話を聞いていると、奴隷《どれい》にも嫌がることはあんまりさせなかったと言うのです。

「奴隷も人間なので、好きだと思いながら労働してくれたほうが、社会が効率良く動くから」と。

池谷　確かに、奴隷はそのほうがはたらくと思う。

糸井　それでその奴隷の嫌がることっていうのが、石臼《いしうす》をひくとか単純で疲れるタイプの労働なんですね。こういう労働を奴隷にやらせる時っていうのは、仕事への期待というよりは、罰としての労働って意味が強かったらしい。

その話はすごくおもしろかったなぁ。

モチベーションのないことをさせると、結局コストがかかるというのも、脳に関係するかなあと、今思いました。

池谷　「ルーティーンワーク」だと、脳の中のネットワークの再編成が起こらなくなってしまうのです。「まぁ、それでもいいや」と思っている人にとっては、ルーティーンでもかまわないのかもしれませんが。

糸井　「物足りない」と思うか、「まぁいいや」と思うかは、けっこう大きな分岐点ですよ。

「つまんなくてもいいや」と心から思っている人に対しては、「もっと刺激を求めなさい」とか、「そういう態度はだめです」とは言えないですからねぇ。

池谷　そうなんです。価値基準ってどうしても主観的だから。

糸井　たとえば宗教家は昔からその問題を考えていましたよね。

宗教の開祖は、神殿も偶像も要らないと言っているはずなのに、だいたい、神殿や偶像を残していますよね？

つまり、「『神殿も偶像も何にも要らない』じゃ済まないんです！」と考える人がどれだけ多いかがわかる。そういうのを見ただけで、決めごとなしに、ただ自由に祈り続けることが、いかに難しいかを感じます。

親鸞《しんらん》さんみたいな人は、「一度だけ南無阿弥陀仏《なむあみだぶつ》と言えばそれでいい」とまで言いますし、似たようなことをほかの宗教の開祖も言っているのですが、そこまで実際に行けた宗教ってないです。

池谷　そうなると、宗教を宗教と定義できるものがなくなってしまうかもしれません。その場合、「ただ、人であること」ということそのものが宗教になっちゃいますから。

糸井　たぶん、そうなったほうが普遍的だから、開祖たちはそうしたかったんでしょう。

今は宗教の例だけど、他の話でも、「絶えずおもしろいぞと思いながらいきいきと暮らしていきたいぞ」という人と、そうしたくない人の割合って、たぶん、五分の一対五分の四ぐらいで、そうしたくないっていう人が多いと思います。

歴史を見てきても、常に「つらくてもおもしろいことをしたい人たち」が、五分の四の人を養う仕組みをつくってきたと思えるんですよ。

五分の四の人の求めているはずの「これまでどおりの心地よいもの」と、五分の一の人の求めている「今までとは違う、ワクワクできるもの」との折衷案みたいなものを見出《みいだ》すと言いますか。

ポップアーティストが歌をつくる時なんて、たくさんの人に受け入れられないと仕事がなくなっちゃうんだから、切実に五分の四の人にも受け入れられて、なおかつこれまでと違うワクワクすることとは何だろうと考えざるをえない。

ぜんぶの分野の話が、わりとそういう話に近いところに行くなぁと、ぼくは思っているんですけど。

池谷 リチャード・コッチ風な考え方ですね。たしかに、害もなく益もないのが人間なのか、冒険的なのが人間なのか。わからないですよね。

糸井 「最低限、人間ってものの性質は何なの?」みたいなところが、グズグズに崩れてしまう話ですね。もしかしたら、神様の目からしてみたら、このグズグズさも「ま、そんなもんだろうなぁ」と思える程度のものかもしれないですけれども。

脳だって、ほとんどの場所を使っていないわけだし、精子も卵子もだいたいが死ぬわけで……。

池谷　そうですよね。いや、こういう話はとてもおもしろいです。ぼくは科学の世界に身を置いているので、常に客観的な視点が要求されるのですが、それでも少しでも油断すると自分なりの狭隘《きょうあい》なものの見方をしてしまいがちなのです。だけど、違う分野の人と話していると、新たな視点が増えていくのを感じるんです。それが、すごく心地いいですね。

進化論の話で、よく、「ある動物がいて、あるものが好きだったとする。個性がなくて、その動物全員がおなじものを好きだったとする。全員で一緒に好きなものを食べたら毒だった……。そんな事態になれば絶滅してしまうからこそ、それぞれ違う個性が必要になってくる」という、あとから取ってつけたような話があるんです。「変わったサルがいないと今の人類はいなかった」という考えは、確かにあります。

糸井　確かに、栄養素に満ちて安定していた海の中から、陸に上がったバカが陸上の生物の祖先ですから。でも、今は陸に上がったヤツらのほうが、より自由に活発に動けるようになった。その結果誕生した人類は冒険者たちの子孫だと言うことができますよ。

池谷　木の上で生活していたサルが危険な地面に降りた進化も、最初はたいへんだったと思う。気候の変化で林木が減ったために、木から木へ飛びうつれなくなって、しょうがなく地面に降りたとか何かそういうものでしょうが、でもそれは、すごい変化ですよ。

だけど両手を使えるようになった。

糸井　そういえば、企業の栄枯《えいこ》盛衰《せいすい》も、いつも「これまでのシェアからこぼれてしまって、仕方なく違うことを考えた人たちがのしあがる」ということのくりかえしです。

自分に都合のいいように解釈をする脳

池谷　これからは、「脳がいかにひとりよがりか」ということを、示してみたいと思います。
　脳は、見たものを「きっと、こんなものだろう」と決めこんでしまう性質があります。世の中のものすべてをいつもいつも疑っていると、精神がまいってしまうから。だからけっこう思い違いをする。
　よく言われるのが、この図（図6）です。ちょっと、見てください。左側がでっぱっていて右側がへこんでいるように見えませんか？
　この図を逆さにしても、そう見えるはずです。点対称な図なのに、脳は勝手にそう思い込みます。
糸井　見事にそうなるなぁ。
池谷　人は、光を「上から当たるもの」と思い込んでいるから、そうなっちゃうんで

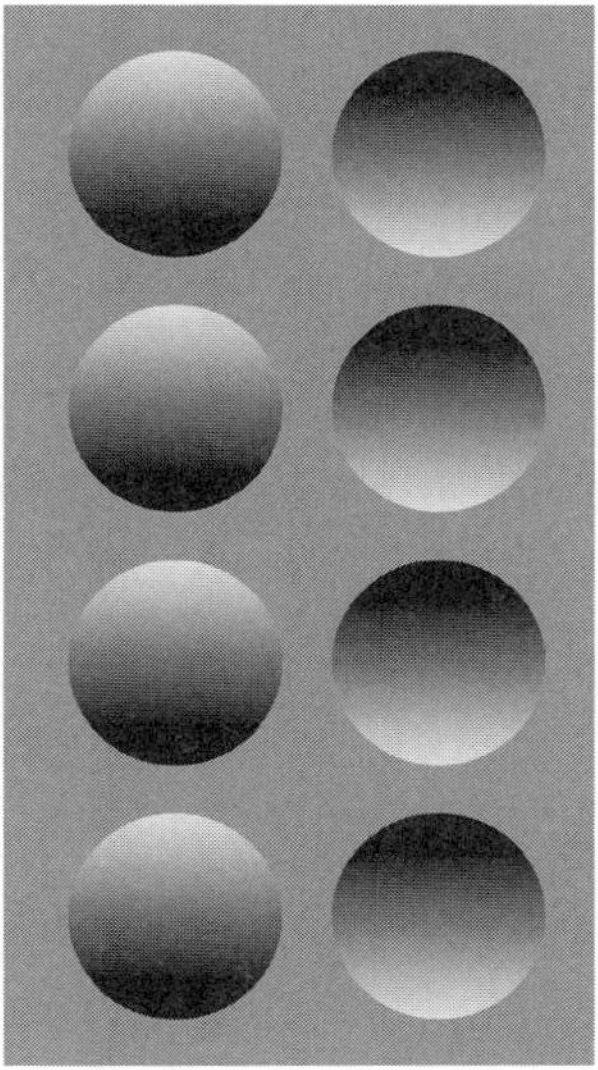

図6　左の列の円は、紙から突き出たように見え、右の列の円は、くぼみのように見える。しかし、このページを上下逆さにしてみると、さきほど突き出て見えた円はくぼみのように見え、くぼみに見えた円は突き出たように見える。
Eric R. Kandel, James H. Schwartz, Thomas M. Jessell, *ESSENTIALS OF NEURAL SCIENCE AND BEHAVIOR*, p.392, figure 21-9B, 1995 ©1995 Appleton & Lange, reproduced with permission of The McGraw-Hill Companies

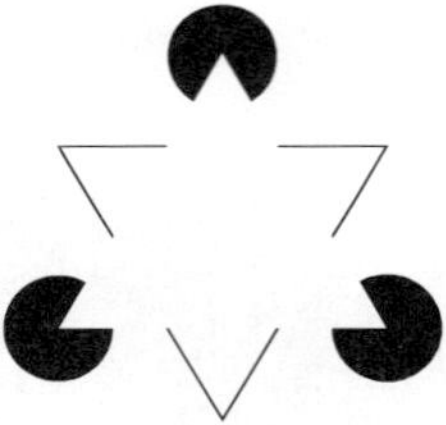

図7 「カニッツァの三角形」と呼ばれる図形。どこにも三角形はないのに、上向きと下向きのふたつの三角形が見える。
Eric R. Kandel, James H. Schwartz, Thomas M. Jessell, *ESSENTIALS OF NEURAL SCIENCE AND BEHAVIOR*, p.391 figure 21-7, 1995 ©1995 Appleton & Lange, reproduced with permission of The McGraw-Hill Companies

す。
　下から光が当たっていると思い直してみると、逆に見えると思うんですけど。
糸井　うわ、ほんとだ。
池谷　いくつかの例で、脳の思い込みを覗《のぞ》きたいと思います。
　この図（図7）は有名な「カニッツァの三角形」と言います。
三角形はどこにもないのに、脳は「三角形がある」と感じちゃう。
　あと、こちら（図8）は、モナリザの絵が逆さまになっていますが……。
　逆さのままだと、何か違うなとは思うけど、どこが違うかわかんないじゃないですか。
　じゃあ、ひっくりかえして見てくださ

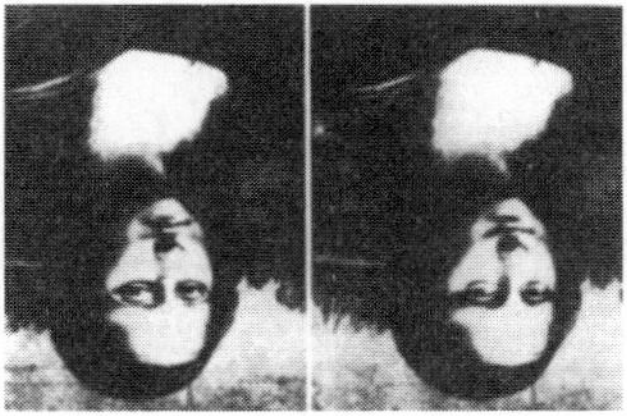

図8　一見するとおなじようなふたつのモナリザ。左のモナリザは、やや違和感を覚える程度で、どこが違うのか明確ではない。では、このページを上下逆さにしてみよう。
Eric R. Kandel, James H. Schwartz, Thomas M. Jessell, *ESSENTIALS OF NEURAL SCIENCE AND BEHAVIOR*, p.402 figure 21-16, 1995 ©1995 Appleton & Lange, reproduced with permission of The McGraw-Hill Companies

い。

糸井　ぜんぜん違うわ。人間は上下に弱いんだ。

池谷　そうなんです。さきほどの影の話もそうなんです。

糸井　上下に弱いっていうのは、太陽が上にあるっていうのと関係がある？

池谷　非常に関係があると思います。「小さい頃から、そう習ってきてるから」というのも、もちろんあるでしょう。

ただ、補足として言いたいことは、上下が常に逆さに見える眼鏡をかけると、最初はとてもじゃないけど歩けないけれども、一週間も経《た》てば、もうその上下の逆転した世界を当たり前のように感じて歩けるのです。このような、脳の適応性

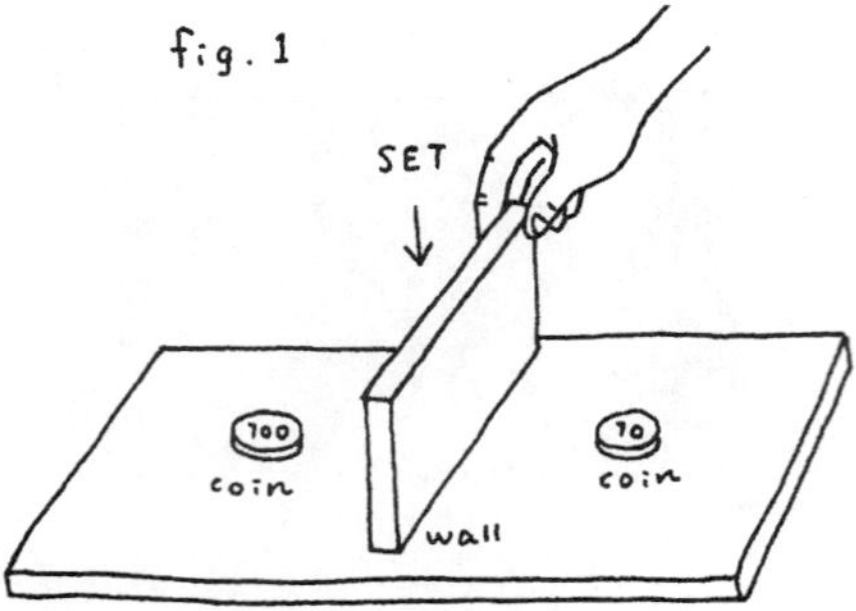

図9　台の上に、十円玉と百円玉を、自分の目の幅くらいに置きます（どちらのコインを左右に置いてもかまいません）。ふたつのコインのあいだの真ん中に、仕切りを置いてください。仕切りは無柄のもののほうがいいです。遠くから見て、十円玉と百円玉の両方が見えることを確認します。

を感じさせるエピソードもあります。

糸井　それは、すごい。

池谷　可能性を秘めているんです。大人になってからでも逆さまの風景の中で歩けるようになる。

ところで、驚かれるかもしれませんが、人間はものを両目では見ていないんですよ。

糸井　え？

池谷　コインを出してください。

十円玉と百円玉を左右に置いて、その間に壁をつくって見てください。

遠くから見ると、この十円と百円は当然、両方見えているんですけれども、壁に顔をくっつけて見ると……。

あ、しっかりと顔に当てて、右目は右

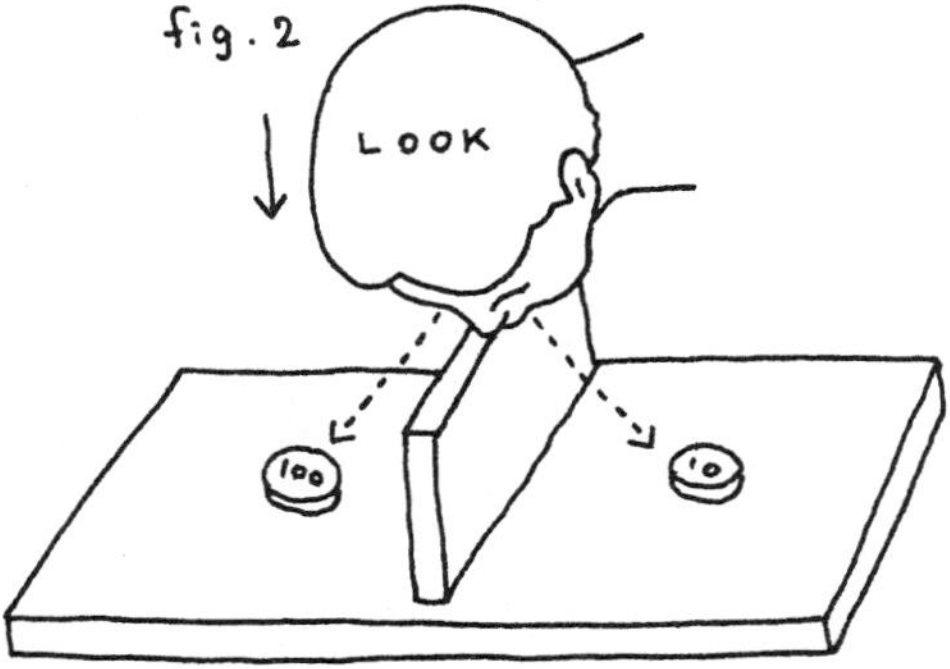

図10　左目は左側のコインだけを、右目は右側のコインだけを見るようにして、間仕切りに顔をぴったりとつけてください。

側のコイン、左目は左側のコインだけしか見えないようにしてみてください。

そうすると、片方しか見えなくなっちゃうんですよ。

糸井　あ、ほんとだ。消えます消えます。

池谷　両目でちゃんと見て、光の刺激は脳に伝わっているはずなのに、見えるのは片方だけです。

これは脳が整合性をつけようとしたのです。壁ができて、ふたつの目が違うものを見ている。脳は目の前の現実に対して、このままだと整合性がつけられない……。

何とか整合性をつけようと頑張った結果が、こういうことになるんです。

理性を保持するためにそうするのです

が、こうした脳の主観的な性質は、ふだんの生活においてもカン違いのもとにもなりますよ。現実を、常に自分の都合のいいほうにねじまげて、自分が混乱しないようにものを見たがるわけです。

糸井 見なかったことにする？

池谷 そうなんです。ほんとうに「見なかったこと」になっちゃうんです。

糸井 この実験も、見事です。

盲点を体感できる実験、お見せします

池谷　人間の網膜《もうまく》には見えないところがあって、盲点と言うんですけれども、それを使った実験をしてみましょう。

次の図（図11）を、見てください。

本を手に持って、右目を手で隠して、小さな点（右側の点）を左目でじっと見ながら、この図を前後に動かしてみてください。

そうすると大きな点（左側の点）が消える場所がありますよね。かなり近いところだと思うんですが。ありましたか、糸井さん？

糸井　あ、消えました。

池谷　そこが盲点です。

糸井　もっと近づけたら見えた。もっと遠ざけても見える。

池谷　そうなんです。人間は、ふだん、視野に入っているものぜんぶが見えているよ

図11　盲点を体験しよう!①　まず、この図が顔の正面に来るように持ちます。右目を手で隠し、左目で、小さな点（図の右側の点）を見つめながら、この図を上下、前後、左右に少しずつ動かしてください。そうすると大きな点（図の左側の点）が消えるところがありますね？　そこがあなたの盲点です。

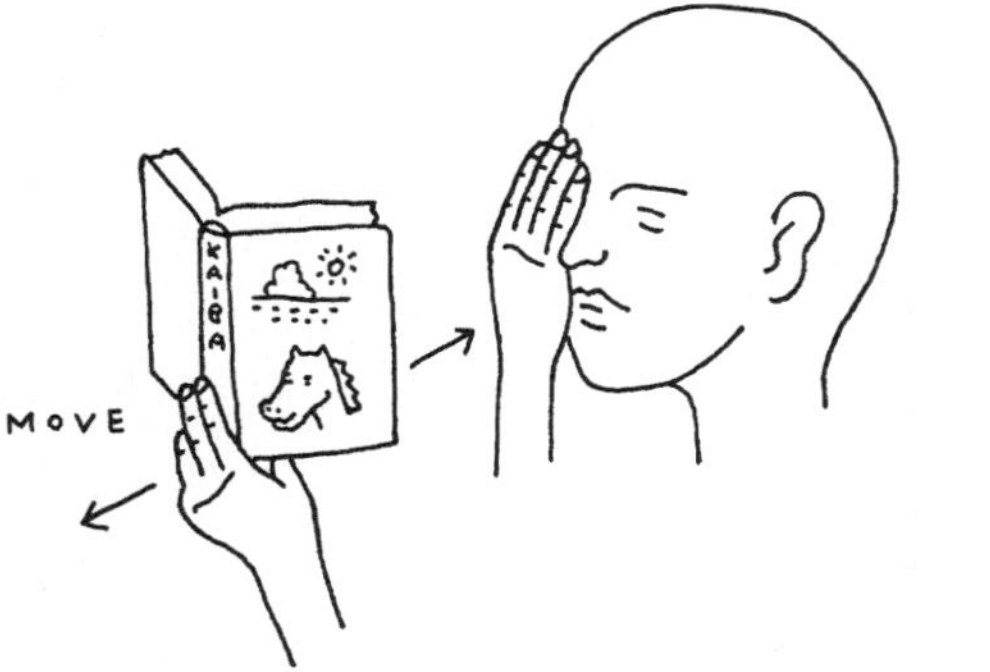

図12　このような感じで、この本を手に持って、ゆっくりと少しずつ前後左右に動かしてください。

うな気になっていますが、視野の中には絶対に見えていない部分があるんです。ふだんわたしたちはなぜそれに気づかないか、という話をしたいのです。脳は、都合の悪いことをすごく嫌います。わがままです……。では次の図（図13）で、おなじように大きな点を消してみてください。

盲点で大きな点が消えたところに、何かが埋め込まれていますよね？

どうなりましたか？

糸井　線がつながっています。

池谷　そうなんです。ほんとはないはずの線が、現れませんか？

糸井　はい。

池谷　点を消すと線になっちゃう。整合

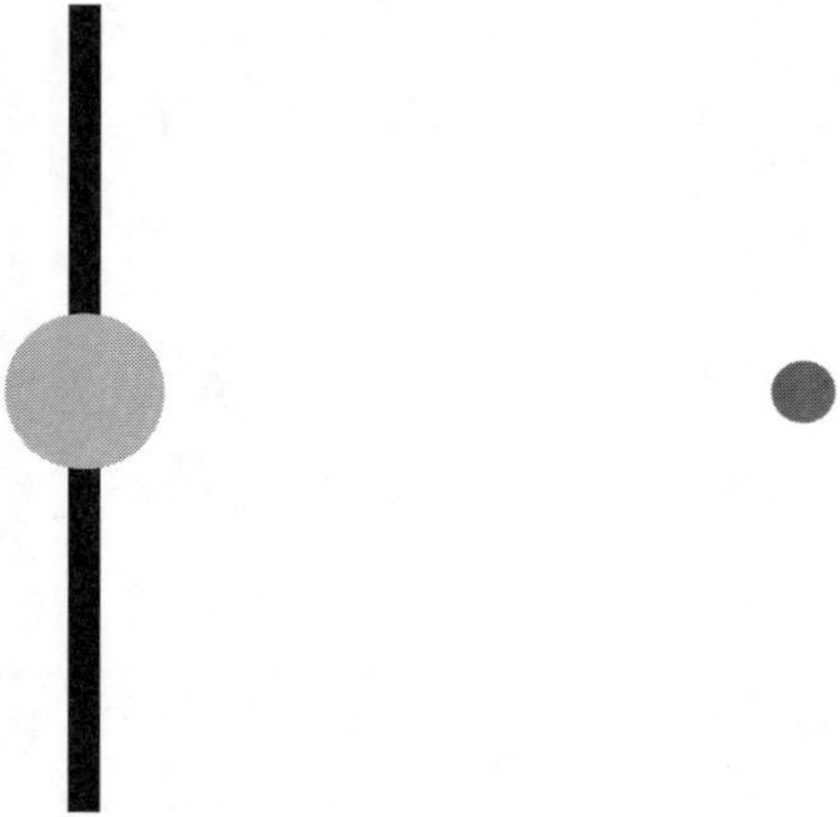

図13　盲点を体験しよう!②　①とおなじ要領で、右目をつむって左目だけで、小さな点（図の右側の点）を見つめながら、この図を前後左右に動かすと、大きな点（図の左側の点）が消え、そこに何が見えるかというと……。

性を何とか持たせようとして、つなげちゃう。おかしなことが起きると、「自分にわかるように」理解をしてしまう。

糸井　女心みたいなもんなんだなぁ。あ、男心って言うほうがいいか。

池谷　あはは。盲点の例、次のもの（図14）も試してみてください。

糸井　やってみると、曖昧《あいまい》に見えます。

池谷　そうなんです。これはつまり、脳は、

「上と下は、つながっているらしいな」

「だけど、上が黒で下が白だからな」

と、ちょっと困ってしまうんです。

そこで脳の解決法は、グラデーションをかけることになります。だんだん、上から下になるにしたがって白色になるようなグラデーションになりますね。

糸井　へぇー！

池谷　それが、脳の解決したもっとも合理的な方法だったんです。

糸井　京極夏彦《きょうごくなつひこ》さんが小説にしそう。

池谷　じゃあ、これ（図15）はどうですか？

糸井　これをつくったヤツをほめたいよ。数字のはとくに笑っちゃった。

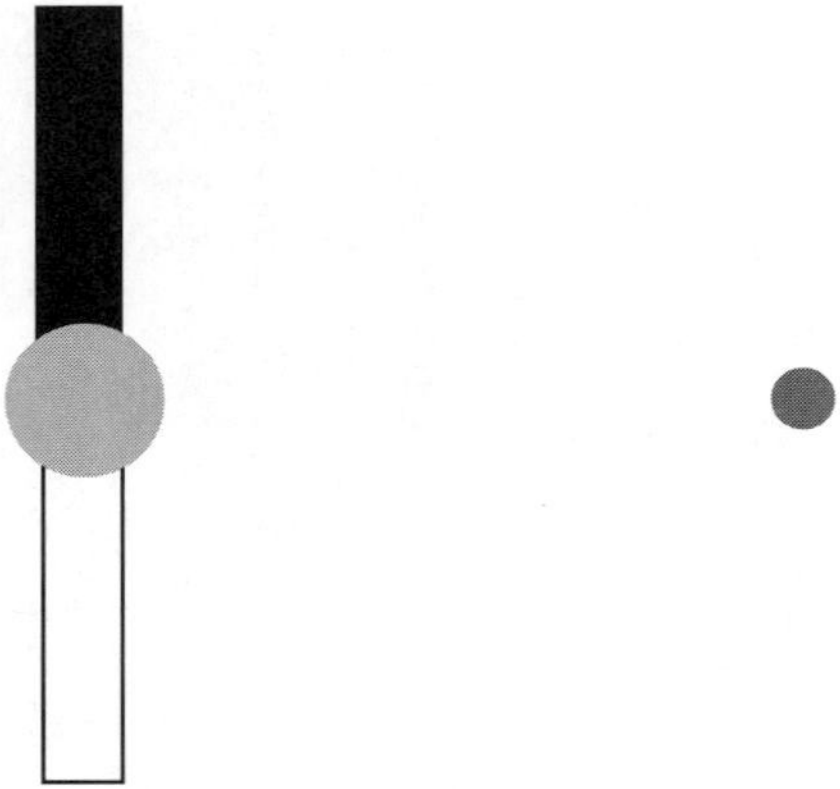

図14　盲点を体験しよう!③　おなじ要領で右目をつむり、左目だけで小さな点（図の右側の点）を見つめながら、この図を前後左右に動かしてください。今度は、大きな点（図の左側の点）が消えると……。

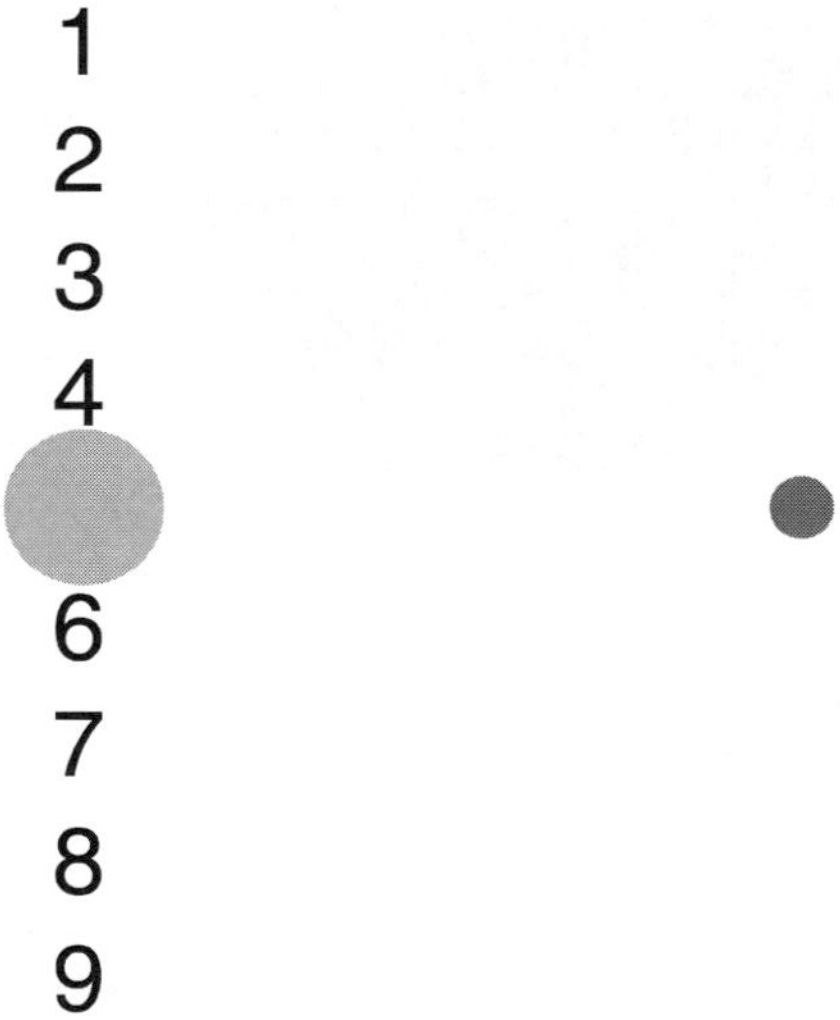

図15　盲点を体験しよう！④　これまでの実験を考えると、この図はどうなると予想しますか？　では、おなじ要領で右目をつむり、左目だけで小さな点（図の右側の点）を見つめながら、この図を前後左右に動かしてください。

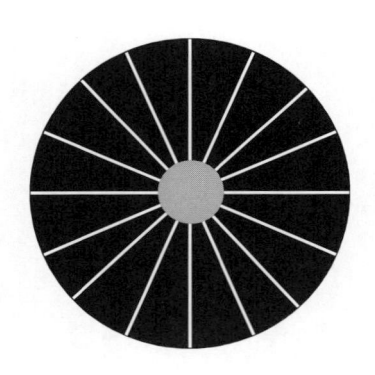

図16　盲点を体験しよう！⑤　これまでとおなじ要領で右目をつむり、左目だけで小さな点（図の右側の点）を見つめながら、この図を前後左右に動かしてください。大きな点（図の左側の点）が消えると、白線が交わって見えませんか？

池谷　数字のやつは、ぼくがつくりました。

糸井　バカですよ、これ考えるの。ハハハ。池谷さん、おもしろい！

やっぱり、ぜんぜん見えない。「5」は出てこない。

池谷　そうなんです。

数字は色とかかたちに比べて高次元な処理になるので、脳は規則を判断できないんです。

じゃあ、次の例（図16）は？

糸井　これ、驚いた！　違う図形になっちゃったよ。

池谷 その通りです。少なくとも、真ん中が交わっちゃいますよね？

糸井 ええ。

池谷 脳が勝手に交わらせちゃうんです。

糸井 すごい。

池谷 この盲点の実験のおもしろいところは、「意識して、交わっていないぞと思っていても、必ず交わってしまう」という点です。脳のねじまげた世界に、いかに人は影響されてしまうかが、よくわかると思います。

糸井 人って、つくづく見たいようにものを見るんですねぇ……。

池谷 そうなんです。それと「頭のよさ」って、関係あるんじゃないかと思うんです。何かのヒントになるのではないでしょうか。

つまり、固定観念を持っている人は頑固で「頭が悪い」と捉《とら》えられて、今までの因習から自由な目でものを見る人は、「頭がいい」と捉えられます。

最初に「頭がいい」ことの定義のひとつを、ぼくは「正確に判断できること」、つまり、「記憶を参照しながら分類できることだと思う」と言ったのですけれども、分類できるということは、別の側面から言うと「いつでも決まったただひとつのものの見方しかできない、かぎられた狭い考え方しかできなくなってしまう」ということだとも考えられます。

糸井　あ、そうだ。

池谷　「それは、むしろ頭がいいとは言えないではないか」と、自分で思い直したりもします。

脳はもともと思い込みの強い性質があるから、それをいかに崩せるかが、「頭がいい」ことのひとつのヒントかと思います。

答えはないんですけど、ヒントや関連づけになるかなぁと考えました。

糸井　あぁ、それもすごいおもしろいです。

しかも単純に言って、脳はこんなに縛《しば》られている生理を持っているのだから、その思い込みをのりこえたいと思わないと、つまらなくなりますよね？

池谷　ええ、まさにその通りです。「縛られてる生理」っていい言葉。

そしてここで図で示した例は、人によってほとんど差が出ない単純な例です。個性ではないのです。「頭がいい」というのは、きっと、個性に関わる話なんですけれども。

糸井　池谷さんが「わからない要素について、どうわからないかを整理しているところ」は、伺っていて心地いいです。

レストランに暖色系を使うとか、黒とか白の無彩色も大丈夫になったとか、そういうイメージも、きっと脳と関係あるんだろうなぁと思いました。

池谷　ええ。色や、それ以上の高度な認識に関しては、もっと文化の刷りこみや先入観があるでしょう。

糸井　なるほど。脳は疲れもせずによくはたらくやつだけど、同時にどれだけ主観的で不自由な状態にあるのかが、よくわかりました。

第一章のまとめ

一　「もの忘れがひどい」はカン違い

「年を取ったからもの忘れをする」は科学的には間違いです。脳の力を引き出すためには、老化を気にするよりも「子どものような新鮮な視点で世界を見られるか」を意識することのほうが、ずっと大切なのです。

二　脳の本質は、ものとものとを結びつけること

ものとものとを結びつけて新しい情報をつくっていくことが、脳のはたらきの基本です。脳は、毎日出会っている新しい情報がどういうものなのかを分類しています。そして、何かを解決したい場合には、まったく関係のないように見える情報どうしをとっさに結びつけるのです。

三　ストッパーをはずすと成長できる

人間の体は、ある方向へのエネルギー注入を増やすことで、他方向へのエネルギー注入を増やすようにできています。脳もまたおなじです。「できないかもしれない」と心配するストッパーをはずさないことには、無意識のうちに能力にブレーキをかけてしまいます。一見「無理だ」と思えることでも、気持ちにストッパーをかけずにやり続けてみると、あなたの能力は飛躍的に向上することでしょう。

四　三〇歳を過ぎてから頭はよくなる

あらゆる発見やクリエイティブのもとである「あるものとあるものとのあいだにつながりを感じる能力」は三〇歳を超えた時から飛躍的に伸びるのです。

五　脳は疲れない

脳はいつでも元気いっぱいです。ぜんぜん疲れません。寝ているあいだも脳は動き続けます。一生使い続けても疲れません。「脳が疲れたなぁ」と思わず言いたくなる時でも、実際に疲れているのは「目」です。

六 脳は刺激がないことに耐えられない

何の刺激もない部屋に二〜三日間放置されると、脳は幻覚や幻聴を生み出してしまいます。また、固定した見方でおなじことを見ることにも、脳は耐えることができません。新しい刺激がないところでは、人間は生きていくことが難しくなります。脳は本能的には刺激があるほうに向かいます。

七 脳は、見たいものしか見ない

脳は自分が混乱しないようにものを見たがります。見たいものしか見ない。脳は疲れもせずによくはたらくけれど、その反面で非常に主観的で不自由な性質も持っています。

第二章
海馬《かいば》は増える

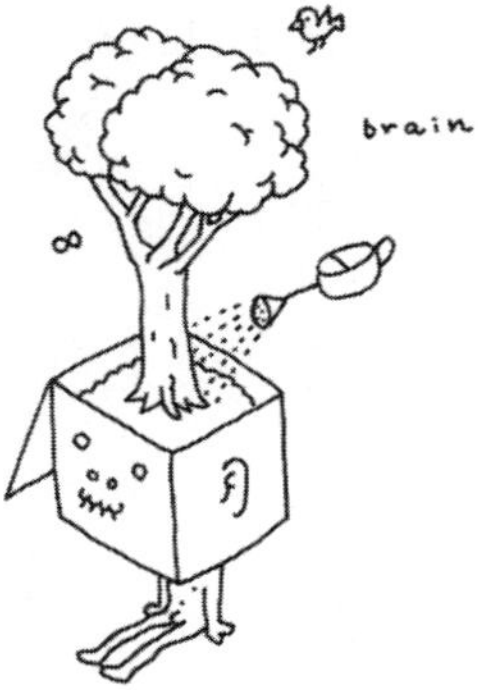

第二章のはじめに

ものや人とのコミュニケーションがきちんと取れている状態を「脳のはたらきがいい状態」と捉《とら》える。

そのような観点ではじまったこの対談は、

「相手の気持ちをわかってあげられる人や、センスのいい趣味を持っている人は、脳のはたらきがいい」

「運動がとてもよくできるプロ選手や、独創的なアイデアを出す人は脳のはたらきがいい」

という方向で、脳のはたらきのよさを探っていくことになりました。

第一章では、「いかに脳がタフで、使えば使うほど能力が発揮されるか」について語られました。また同時に、「放っておくと脳がいかにひとりよがりな見方をしてしまうか」の危険性についても、第一章終わりの盲点の実験によって示されました。

そのような話を受けて、いかに脳をはたらかせるか、どうやって能力を伸ばすか、どのようにして脳の陥りやすい罠《わな》にはまらないようにするか、といったことが、第二章で語られていきます。

脳の中の海馬というところの独特なはたらきを中心に、「想像しているよりも人間は飛躍的に成長する」「悩みを解決するためにはコツがある」「人は七つまでしかものを憶《おぼ》えることができない」などというように、対談はより具体的な話題を扱っていきますよ。

脳は「べき乗」で発展

池谷　脳が複雑なあまり、「こんなにもわからないものを、科学の対象として扱っていいのでしょうか？」と訊《き》いてくるような、斜にかまえた学生もいます。そんな時に、こちらが「でも、アプローチ方法はあるんだよ」という時のきっかけにするのが「記憶」です。

ぼくは学生たちに、「脳は複雑に見えるけれども、脳の機能を分類していくと、たったふたつしかないいじゃないか」と言います。

「情報を保存する」と「情報を処理する」……煎《せん》じ詰めると、これしかない。そして、さらに一歩話を進めるんです。

「情報を保存する」と「情報を処理する」とでは、どちらが大切だと思いますか？と訊くんです。

どちらがなくなったらほんとうに困るかと考えれば、答えは決まっています。

「情報を保存する」のほうなのです。つまり、記憶ですね。記憶がなければ、処理もありえないから。

記憶がなければ言葉もしゃべれない。しゃべれなければ思考には制限が出てくる。……あらゆる処理も、その処理方法を記憶してはじめて可能になるのです。

糸井　「脳の能力とは、煎じ詰めれば情報の保存と情報の処理なんだ」というわかりやすい言い方は、脳研究の世界ではスタンダードな理解ですか？

池谷　いえいえ。これは単なるぼくの思いつきです。オリジナルかどうかもわかりません。

一〇年ぐらい脳の研究をしてきて、「あ、こういうことか」と自分なりに納得できたので、以来そうやって考えているんです。

……まぁもちろん、このぐらいのことは、きっと誰かが先に言ってるでしょうけれど。

糸井　そうとうな大発見に、ぼくには見えます。

池谷　自分でも「あ、そうか」と思った時に、見通しがスッキリしました。

まあ、スッキリすることがいいかどうかわからないんですけれど。通俗的なサイエンスライターのように、わかりやすくするためだけに枝葉末節《しようまっせつ》をバッサリ落としてしまうと、本質まで見落とす危険性があると考えています。ややこしいことも含めてぜんぶが本質の場合もありますから、科学においてエッセンスだけを取り出すのは、必ずしもいいことだとは思えない。

……記憶の話に、戻りましょうか。

記憶がどうして重要なんだ、と思われるかもしれないんですけれども、脳のはたらきのほとんどは記憶で説明できるのです。ノウハウや成長といったことも、何かをするための方法を記憶していると言えるのではないでしょうか。

単なる暗記は「意味記憶」と言いますが、自転車の乗り方や難問を解決する筋道など、自分で試してみなければわからないものごとの記憶のことを、「方法記憶」と言います。

糸井　ここではわかりやすいように、仮に、単なる暗記（意味記憶）を「暗記メモリー」と呼んで、自分で試してはじめてわかることで生まれたノウハウのような記憶（方法記憶）を「経験メモリー」と呼んでいいですか？

池谷　いいですよ。そのふたつで言うと、ぼくは「暗記メモリー」よりも「経験メモリー」のほうを重視しています。三十代から頭のはたらきがよくなるとぼくが言っているのも、「脳が経験メモリーどうしの似た点を探すと、『つながりの発見』が起こって、急に爆発的に頭のはたらきがよくなっていく」ということだと捉えているからなのです。

糸井　そうだとすると、野球のバッターの打ち方や、困った時の対処法だとか、アイデアの生み出し方とか、文字だけでは伝えにくいものも経験メモリーですね。実際にトライした人には、確かに深く記憶として残るでしょう。

池谷　ええ。やった人にしか、残らないです。

糸井　その経験メモリーの蓄積が三〇歳を超えると爆発的に増えるというのは、数字で言うとどのぐらいですか?

池谷　最初のチカラを一としますと、べき乗(たとえば二の何乗)で成長していきます。つまり、Aを憶えたあとにBを憶える時には、Aを憶えたことを思い出してやるので、まず方法を記憶しやすくなるんです。

そのうえにAとBふたつを知るだけでなく、Aから見たB、Bから見たAというように、脳の中で自然に四つの関係が理解できるんです。つまり、二の二乗ですね。

一の次は二。二の次は四。四の次は八。八の次は一六……。

一六のチカラの時には、一〇〇〇なんて絶対に到達できないように見える。しかし、そこから六回くりかえせばできてしまうんです。二の一〇乗は、一〇二四ですから。

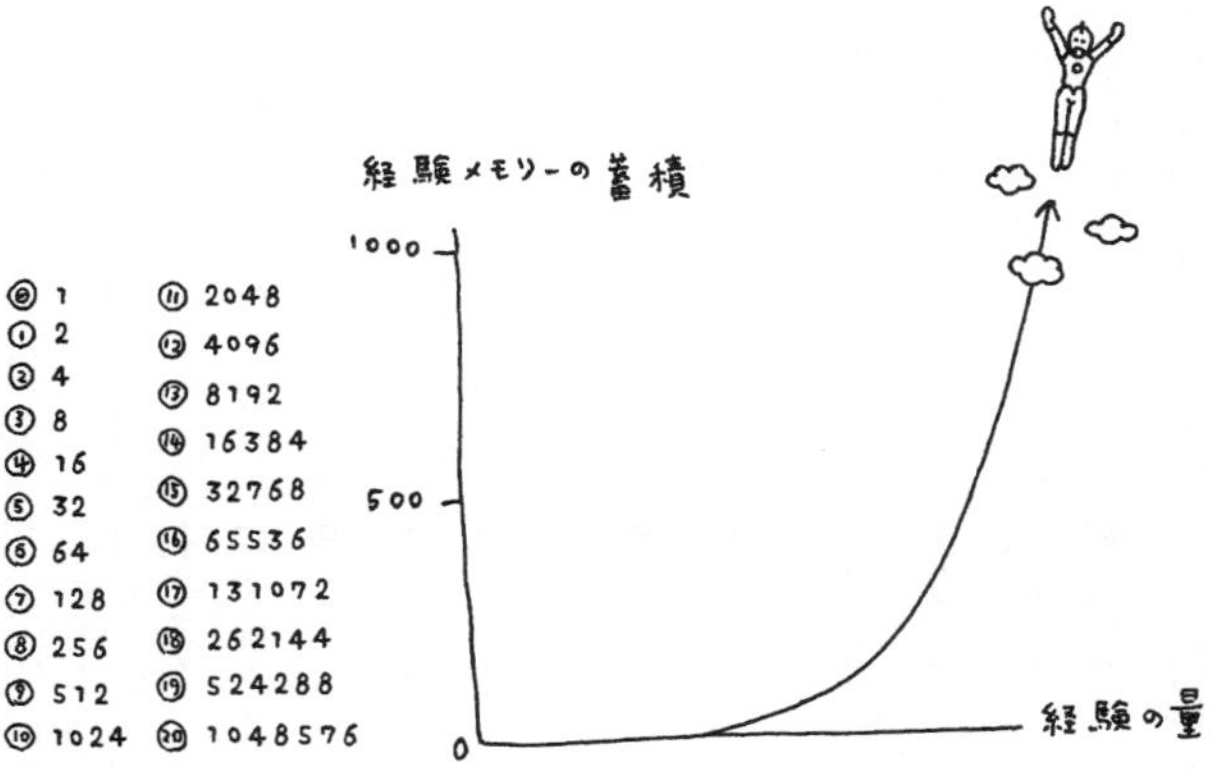

経験メモリーの蓄積
1000
500
0
経験の量
⓪ 1
① 2
② 4
③ 8
④ 16
⑤ 32
⑥ 64
⑦ 128
⑧ 256
⑨ 512
⑩ 1024
⑪ 2048
⑫ 4096
⑬ 8192
⑭ 16384
⑮ 32768
⑯ 65536
⑰ 131072
⑱ 262144
⑲ 524288
⑳ 1048576

図17　実際の経験と、経験メモリー（方法記憶）の関係をグラフで示した。実際にやればやるほど、経験メモリーは、べき乗というかたちで爆発的に増えていく。たとえば2の何乗なら、経験によって左の表のように数値が増えていく。

下記文献の転載許可を受けて改変。

池谷裕二『記憶力を強くする』（講談社、2001年）

糸井 すごい差だね。四回目で一六なのに、一〇回目で一〇二四。
池谷 そのままあきらめずにくりかえしていると、二の二〇乗まで行ったとしますよね。
一〇回目で一〇二四だったチカラは、二〇回目には、いくつになっていると思いますか?
……一〇四八五七六。一〇〇万を超えています。
糸井 うわぁ!
池谷 凡人と天才の差よりも、天才どうしの差のほうがずっと大きいというのは、こうやって方法を学んでいく学び方の進行が「べき乗」で起こり、やればやるほど飛躍的に経験メモリーのつながりが緊密になっていくからなのですよ。
糸井 いやぁ、それはかっこいい。
一六の人は一〇二四の人を天才だと思うだろうけど、一〇二四の人が一〇回やっているところをもう一〇回増やしている人は一〇〇万かぁ。
池谷 脳で起こる反応は、直線グラフでは表されないのです。
糸井 「ひとつのことを毎日、一〇年くりかえしさえすれば、才能があろうがなかろうがモノになる」という言葉があるけど、やっぱりそれは正しい。

池谷　脳の組み合わせ能力の発展のすごさを考えると、一〇年やり続ければ、経験メモリーどうしの組み合わせは能力を飛躍的に増すでしょう。

糸井　目指す位置が遠く見えても「ほんとは遠くはないんだ」と思っていたほうがいいくらいですね。

池谷　ええ。案外近いんです。脳の組み合わせ能力というのは自分の予想以上に発展するので、今現在自分より上の人をことさらすごいと思う必要もありません。

糸井　バカだと思われるぐらいに楽観的になったほうがいいぐらいだ。

六四の時に「もうすぐ一〇〇〇だ」とか言うヤツは、きっとバカ扱いされるでしょう。でも実際は、そのバカの予想がすぐ当たることになるんだ……。利口に立ちまわるよりは、ずっと「バカな成長予測」をしているほうがいいのでしょう。利口なら、六四のあとは七〇だとか刻みそうだけど、それは自分の能力を過小評価することになる。

バカかもしれないけれども自分の将来の飛躍的成長を夢見ることって、言わば「ストッパーをはずすということ」と一緒に思えます。

池谷　ええ。やってみることとの経験。続ければいかに身になるかですよ。こうしたことは実は、習いごとをしていた人は、本能的に理解している種類のものなのでしょうね。

科学者が海馬《かいば》に惹《ひ》かれる理由

池谷　脳の記憶の仕方にとって、とても大切な特色は「可塑性《かそせい》」なんです。

糸井　「可塑性」……かたちが粘土みたいに変わること？

池谷　ええ。ボールは、指でグッと押して変形させても、指を離すとまた元に戻りますよね。それは弾性《だんせい》と言って、かたちが変化しないんです。でも、粘土はギュッと押すと手を離してもかたちが変わったままですよね。それを可塑性って言います。脳には、まさにこれがあるんです。脳は変化したものを変化したままにしておくという……まさに、それこそが記憶です。だから、「可塑性」は大きなキーワードだと思います。

糸井　つまり、いったんある情報を受け入れて、それに対応するような回路がつながると、それはそのまま残ってしまうのですね？

池谷　そうです。残らなければいけないんです。

糸井　たとえば、「ヘビは怖い」という記憶があると、これをなくすことができないというか、「怖くなるためには、別の刺激を加える」ということですか？

池谷　はい。ヘビは怖いという回路を残したまま、その上から「怖くない」という回路をつくります。つまり、ある時に突然また怖くなってしまう危険性もある。

　昔の記憶が戻ってくることってありますよね？　それも可塑性の豊富さがなせるわざです。書きこまれたものは残ります。

糸井　赤ちゃんに近い時のショックは戻りにくいと言われる。トラウマもそれに近いのかなぁ？

池谷　ええ。トラウマもそうです。

糸井　衝撃を受けるとひとつひとつ変形していき、その変形を抱えながら生きるというわけですね。傷かもしれないし変形なのかもしれないけど、それを抱えざるをえないんだ。……健康なままで、その傷を「なし」にすることはありえない？

池谷　ええ。「なし」にするというのは、赤ちゃんに戻すということですから。

　この可塑性は、動物の中でも、人間の脳にいちばんたくさん与えられているんですよ。そうじゃないと環境に適応できないです。可塑性とはつまり「記憶できるということ」なんです。その記憶を扱っている部位が、脳の中で海馬と呼ばれているんです。

人間の脳の中で最も可塑性に富んだ場所が海馬なんですよ。

糸井　その、海馬ってものがなぜ重要なのかを詳しく伺いたいです。研究分野として重要性があると思われるのは、どのような理由からなのですか？

池谷　脳は事実、記憶するわけですから、可塑性がそこにあるということは以前から明らかだったのですが、可塑性に満ちた部位がどこなのかを発見することができなかった。また、以前の科学では今ほど技術が発展していなかったので、神経ひとつひとつの意味までを調べることができなかったんですよ。

しかし、現在では驚くほどテクノロジーが発展したおかげで、可塑性に満ちた部位が海馬だとわかった。

だとすると、可塑性を特徴とする海馬の性質を解明すれば、脳のはたらきもわかるのではないかという潮流ができたのです。

そこで一時はネコも杓子《しゃくし》も海馬を研究するようなことになりました。ぼくが薬学部に進んだ時（一九九〇年頃）も、海馬はいわゆる「流行している研究分野」でした。

糸井　なるほどなぁ。以前は神経を調べる技術や機械が発達していなかったので、海馬にアプローチできなかったのか。

池谷　海馬を調べる実験を続けると、ぼくも可塑性の奥深さが見えるような気がしたのです。無根拠な確信ですけれども、それにとりつかれて今もやり続けているような気がします。

糸井 漠然と見えるその「可塑性の奥深さ」ってどういうものですか？

池谷 神経細胞の動きを知る直接の道具は、脳の動きを電圧で計るオシロスコープという機械なんです。

つまり研究者が頼りにできるのは、神経細胞の中における電気の活動だけです。電気の波だけでしかわからないところで可塑性を調べているのですが、実感ではない波だからこそ、余計に神秘的なものを感じてしまうのかもしれません。まずその時点で、研究にロマンを求めてしまうことはあるかもしれない。奥深さを感じるというのはそういう意味もあります。

ちょっと、オタクだと言われてしまうかもしれませんが、ネズミの神経細胞に、ぼく自身が自分の手で刺激を加えると、可塑性が起こったことを示す波が、実際に目の前のオシロスコープに現れる……なんか、うれしい。自然現象という偉大で神秘的な存在に、ほんの少しでも自分が変形を加えたという痕跡《こんせき》。ささやかな制圧の快感。他者に影響を与えることで、自分という不確定な「存在」が確認される安堵《あんど》。そこに妙にぼくの情熱をかきたてるものがありまして。

それは研究対象が「可塑性」だからこそ可能ですよね。考えてみれば、粘土工作がたのしいのも、まさに粘土そのものが可塑的だからですよね。粘土が弾性だったら、つまらない（笑）。

海馬があるから人間でいられる

糸井　海馬はどのぐらいの大きさで、どこにあるのですか？

池谷　海馬は、ちょっとした外傷で傷がつかないように、脳の奥の大切なところにしまわれています。直径一センチ、長さは五センチぐらいです。ちょうど小指くらいの大きさですね。こちらは動物別に海馬の大きさを並べてみたものです（図18）。上から、ハリネズミ、ドブネズミ、ヒト、です。

ハリネズミの海馬は脳全体の半分ぐらいですが、人間ではこんなにもちっぽけです。しかし、これを見て、わたしたち科学者は「海馬って、人間だけにあるわけじゃないんだ。たいしたことない場所だな」とは思いません。

「あ、下等な動物でこれだけ発達してるのなら、生命にとって本質的に重要なんだ」と、そういう見方をしますね。たとえば前頭葉は人間のみが極度に発達した部位でして、さきほど、モチベーションに関わると言いました（76ページ）。たとえばハリネ

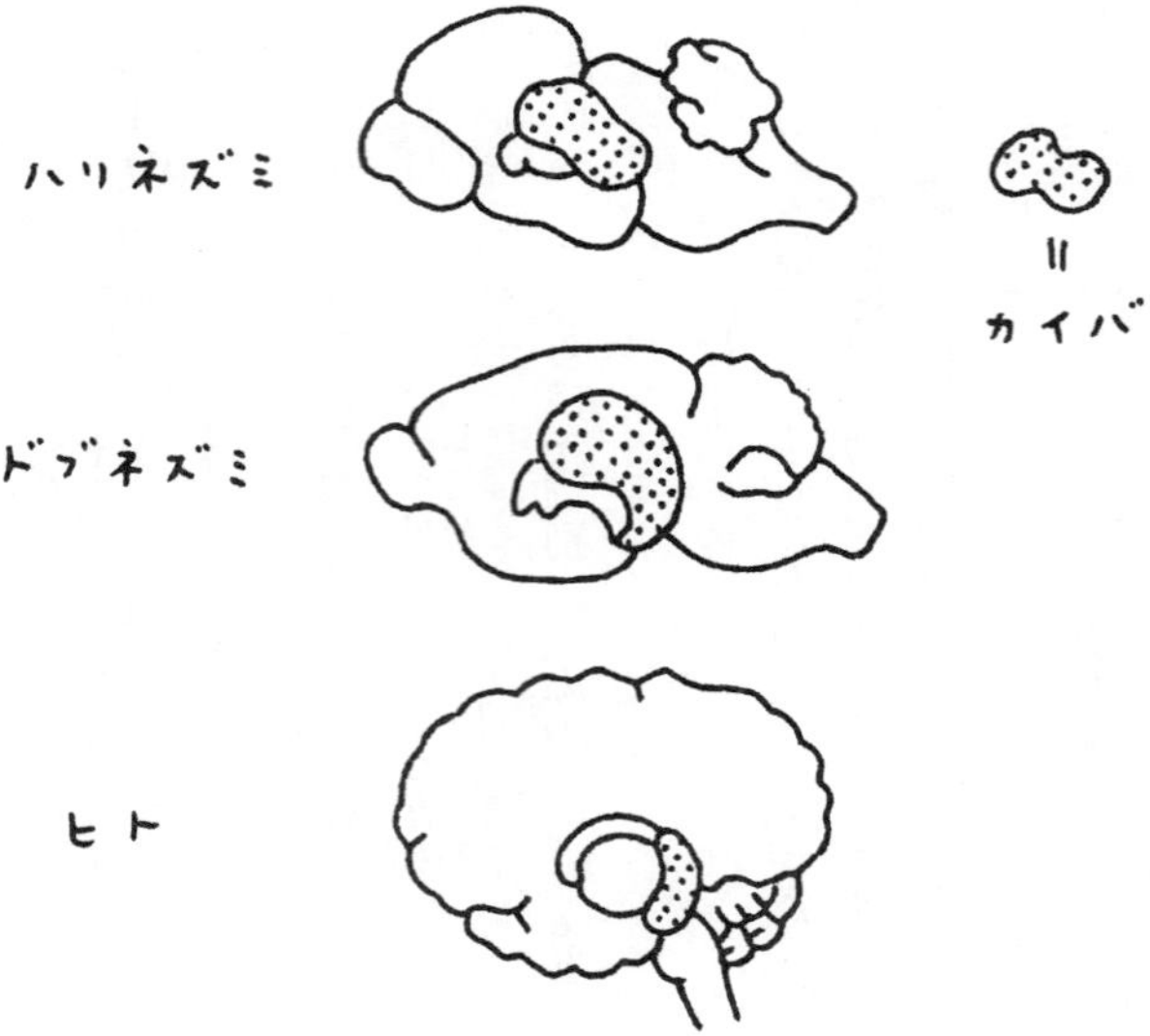

図18　ネズミとヒトの海馬の大きさ比較。上からハリネズミ、ドブネズミ、ヒトの脳。イラストの点々の部分がそれぞれの海馬。
下記文献の転載許可を受けて改変。
Mark J. West, “Stereological studies of the hippocampus : a quantitative comparison of the hippocampal subdivisions of diverse species including hedgehogs, laboratory rodents, wild mice, and men”, p.16, figures 1a, b & c, in *Understanding the brain through the hippocampus*, Progress in Brain Research, vol.83, 1990 © Elsevier Science Publishers B.V.

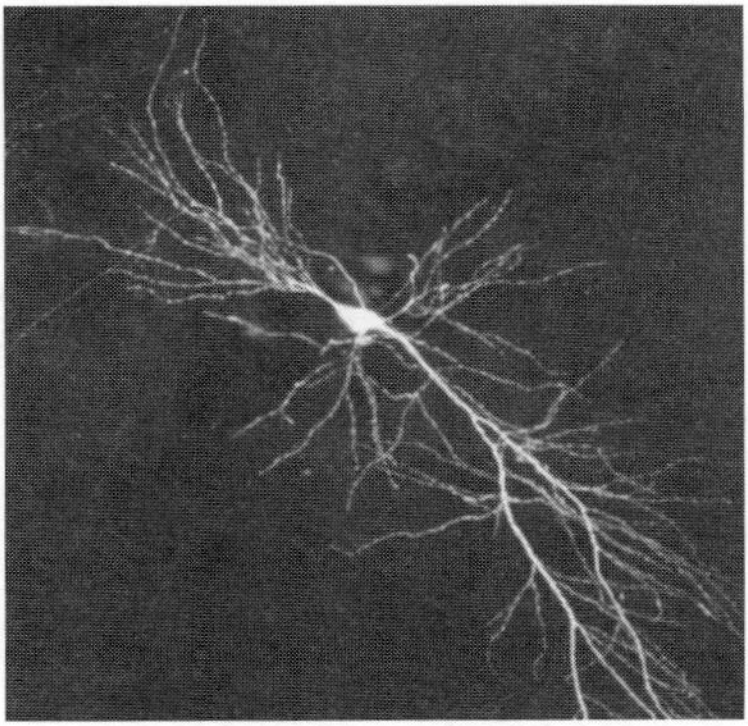

写真4　ネズミの海馬の神経細胞。中央にある白い小さなかたまりが神経細胞で、そこから何本もの神経線維を伸ばし、他の神経細胞と結びつこうとする。撮影：池谷裕二

ズミには前頭葉はほとんどない。

その場合に、科学者の判断としては、前頭葉は「人間らしい活動には必要かもしれないが、なくても生命そのものには別条がないんだな」と考える。

それに、人間の海馬がちっちゃいからってがっかりすることはない。動物にも人間にもある程度の大きさを保って存在する海馬は、生命にとって大切なんだと思えるということなんです。

これ（写真4）が海馬の神経細胞の写真です。うちの研究室で最近撮ったんですけど。

糸井　あぁ！　きれいですね。

池谷　そうなんです。きれいなんですよ。うまく撮れました。

これは、生きている海馬の中にあるたったひとつの神経細胞です。たくさんある神経細胞の中の一個に電極を刺して、その中に色素を入れて、ひとつだけ光らせて撮影しました。ぼくはこのひとつの細胞を、見ているだけでホレボレするぐらいですよ。一日中見ていても飽きない。いやぁ、キレイですよ。

ホレボレするのは、海馬は生存にとって本質的なものを担《にな》っているからです。ぼくはこの写真を見るだけで、何だかもう、「おまえがしっかりはたらいていてくれるから、人間でいられるんだよなぁ」と、感謝さえしてしまうんですよね。

海馬の神経細胞は、だいたい一個が二万個から三万個の神経細胞と常に連絡を取っています。

糸井 すげぇ！　多い。

池谷 人間の海馬の神経細胞は、だいたい一〇〇〇万個ぐらいあるんです。

脳全体の神経細胞が一〇〇〇億個ぐらいの数ですから、海馬の細胞たちは、すごくよくはたらく少数精鋭って言いますか、よりすぐりの細胞集団なのです。

糸井 海馬は具体的には何をしているのですか？

池谷 海馬は記憶の製造工場です。ここでまた科学者らしく「ものを調べる」視点から見てみると「海馬を知るには実験で海馬をなくしてみよう」という逆視点の考えが現れてきます。……海馬を手術で取っちゃった人がいるんです。
手術で海馬を取らざるをえなくなった人や、血管が詰まって海馬に血が通わなくなった方々がいます。ですから「その人たちがどうなるかを見ればいい」と考えた科学者がいました。

糸井　海馬がなくなったらどうなってしまうんですか？

池谷　要するに、新たな記憶を製造できなくなるんです。五分くらいは憶《おぼ》えてるんですけれども、五分経《た》つと忘れてしまっている。

糸井　へぇ。なんで五分は憶えていられるのですか？

池谷　短期的な記憶は長期的な記憶とは異なり、海馬を介さないで五分ぐらいだけ蓄えられるんです。だから五分は続くけれどそれ以降は何も残らない。
二〇〇一年秋に公開された、クリストファー・ノーラン監督の『メメント』という映画があって、その主人公は海馬がダメになってしまうのです。奥さんを殺されてしまって犯人を探すのですが、「短期記憶しかないままどうやって犯人に行き着くか」という内容の映画でした。
あれを見て「あ、その通りだな」と思いました。海馬のない人はいろいろなことをほんとうにすぐ忘れるのです。

糸井　その映画。主人公は、メモを取って解決するんですよね。

池谷　そうなんです。海馬に変調をきたした患者さんたちはたいていメモを取ります。

　やはり、自分が何をしているのかわからない、と実感するのは、とても不安なことらしいんです。ですからメモや日記をつけるという行為が、海馬をなくした患者さんによく見られる特徴ですね。海馬が壊れる以前の記憶は憶えているのです。なぜ憶えているかについては後に説明しますが、ともかく、メモを取る方法や有用性そのものは、前に憶えて知っているんです。

人間はいちどに七つのことしか憶えられない

池谷　おもしろいことに、感情の記憶に、海馬は関係していません。海馬のない人がヘビに出くわして「怖い目」にあったとしても、ヘビに出会ったことそのものは憶えていないいんですよ。だけど、それ以降、会うたびに怖いなということは感じます。たとえば「あのマンガはたのしかったなぁ」ということは憶えているんです。だけど内容は憶えていない。そういうことが起きてきます。

糸井　出会った人の記憶も忘れてしまいますか？

池谷　忘れちゃいます。何度も会った人に対して「はじめまして」と言います。だけど、いつもギャグを言っていたような人に会うと、なんとなく愉快な人だなと感じはするんです。

糸井　印象は憶えているってことなんだ。ただ、海馬がなくなっていない人でも、そういうことって多いですよ。

池谷　そうですね。
実は、感情をつかさどる扁桃体《へんとうたい》の「感情」の記憶というのは、より本質的なんです。「怖いと思ったからヘビから逃げる」という記憶は、生命に直接関係のあることですから、よりいっそう強固にできています。
人の名前を忘れてしまっても、「こいつはいいヤツ」「こいつは悪いヤツ」という印象はわりと憶えている。
糸井　「はじめて行った場所なのに、懐《なつ》かしさを感じる」というような体験は扁桃体に関係があることなんですか？
池谷　はい。
糸井　あれも、奥深いですよねぇ。
池谷　好きとか嫌いとか怒りとか、感情をかたちづくるものは奥深いですね。
糸井　「好き嫌い」は脳の扁桃体でどう処理されているのですか？
池谷　「好き嫌い」は、実は記憶が生むものです。感情は、ぜんぶ過去の記憶から生まれます。
遺伝子にもともと書かれている先天的な記憶や恐怖心もあるにはありますが、それよりもその個人がどういう経験を経て今に至っているかが重要でしょう。それによって、はじめて会った人にも嫌悪感《けんおかん》が自然と生まれるかもしれませんし。

糸井 「前にこういうタイプの人に会って懲《こ》りた」みたいな?

池谷 ええ。しかも、潜在的な記憶が大きく作用します。……というのも表に出ている記憶って、ものすごく少ないんですよ。脳の中に存在している記憶の中で、意識される記憶ってほんの一部なんです。

糸井 どのぐらい「ほんの一部」なのですか?

池谷 ただの数字の羅列《られつ》を憶えるとしたら、整理できる記憶は七桁《けた》ぐらいなんです。

うまくグループ分けすることで、その七つの記憶をさらに細かく枝分かれさせるようにして、容量を増やすことはできますが、基本は七個程度という容量です。

糸井 少ない!

池谷 マジックナンバー7と言って、人間が同時に意識できる限界は七つ程度なんです。

たとえば、やかんを火にかけながら、歯を磨きながら、テレビを見ながら、さらに電話をかけて……とかやっていったら、いずれ最初のやかんのことを忘れたりしますよね。人が意識できる記憶は、かなり少ないのです。意識にのぼらせることのできる記憶というか「現在はたらいている記憶」を「ワーキングメモリー」と言います。それはほんとうにかぎられています。

ただ、記憶にかぎりがあるのはとてもいいことだと思うんです。考えすぎないでいいから。

ひとつのことに集中すると他のことを忘れられる。それは人の記憶のキャパシティに限界があるからです。雑念がいつまでもたまっていたら、何にも集中できない。

糸井　ふーむ。七つしか憶えられないと知ると、だいぶふだんの姿勢が変わってくるかもしれません。脳はタフだけど、短期で憶えている記憶は七つしかない。よし、憶えておきます。

しかし、海馬《かいば》がなくなった人の話はスリリングですね。

池谷　海馬がないのは、とても不安な状態だと思うんですよ。自分が何をしているかがわからなかったら、ぼくならとても怖いです。

だから、記憶というのは存在の安堵《あんど》感《かん》を生み出す土壌をつくり出しているんだなぁと思います。

ところで、海馬がなくなる場合とはまた違ったパターンもあるんですよ。扁桃体はだめだけど海馬はあるという。……つまり感情がないけど記憶はできるという病気です。

親に会っても親しみの感情が生まれず、「あなたは親にそっくりだけど、にせものだ」という症例が報告されているのです。
「脳は、理不尽なことが起こるともっとも合理的な方法で判断をする」と前に話しましたけれども、親近感を感じないけれど親にそっくりな人を見てしまった場合、状況を判断するための「いちばん合理的な方法」が「にせものだと思うこと」になるわけです。この病気は、カプグラ症候群と言います。

糸井　感情がなくなれば、「かわいい」なんていう形容詞は、もうなくなりますよね？　ただ、海馬がないよりも扁桃体のないほうが日常生活が送りやすいわけですか。

池谷　どちらかと言えば、そうです。日常生活は記憶という一本の線でつながってますから。海馬がないと時間の軸がなくなっちゃう。これは生活の上ではけっこうキツイですね。

糸井　扁桃体のことをもっと教えていただけますか？

池谷　扁桃体は親指の爪《つめ》ぐらいの大きさしかありません。
神経細胞の数が増えるのは海馬だけですから、扁桃体の神経細胞の数は増えることはありません。

糸井　細胞どうしの交通が活発になるみたいなことは、あるんですよね。
池谷　回路が密になることはあります。
糸井　ということは、情緒豊かなんていうのは扁桃体に関わるんでしょうか？
池谷　それはありうると思いますね。実際、今まで反応しなかったものに対して、回路ができあがったからこそ反応するようになった、ということはありますから。
糸井　そうしたら、それが活発になりすぎてもツライですよね。
　自分の情緒を揺り動かすものが大きすぎるから……。
池谷　扁桃体がないと、まず恐怖心を感じなくなるんです。
　サルの扁桃体を壊してしまう実験をすると、サルは犬に対してもヘビに対しても平気で近づいていってしまいますよ。そこで嚙《か》まれて痛い思いをしても、憶えてないんです。嚙まれたという記憶を海馬がつくりあげたとしても、嫌悪感はあとに残らないから、懲りずに何度も近づいて傷だらけになってしまう……。
　その例だけを見ても、
「扁桃体がなければ、生存維持のためにはかなりキツイ」
　とよくわかるんです。
糸井　ドラマとかスポーツに登場しますよね、そういうキャラクターの人間。人々が、辰吉丈一郎《たつよしじょういちろう》なんかにイメージしているキャラクターですね。観《み》ている自分は、怖さとか慎重さにしばられているから、そういうヒーローを応援したくなる。しかし、そのヒーローを演じ続けるのは、そうとうにツライことだよなぁ。

すから。

ウソをつくのが脳の本性

池谷　海馬がなくなってしまった人に会うと、「ひとりで生きていくのはほとんど不可能だろうなぁ」と実感できます。引っ越してしまったら、ひとりで家に帰れないですから。

……あ、「引っ越してしまったら」というところがちょっとポイントなんです。海馬がなくなってしまった患者さんは、海馬があった時のことは憶えているんです。ただ、新しいことを思い出せない。

記憶は海馬の中に蓄えられているわけではないんです。海馬は情報の要・不要を判断して、他の部位に記憶を蓄えるんですね。だから海馬を「記憶の製造工場」と言うのです。

以前から住んでいる家になら帰れる、というのはそのためなんです。ただ、カギを変えるとだめだとか、新しい状況にはひとつも対応できないから、はっきり言って生活できないです。

糸井　きびしい……。

池谷　同時に、海馬がない人を見ていると、人間の本質も見えてきます。

薬局を開いていた人が、海馬に障害が起こって、入院してきたことがあるのですが、入院していることをいつまでも憶えられなくて、いつまでたっても「自分は薬局にいる」と思っていました。

主治医が来てもわからない。「わたし、誰かわかりますか？」と言ったら、その時の患者さんは医者に何と言ったと思いますか？

糸井　クイズだ。何だろう？　わからないです。

池谷　「隣のパン屋さんですよね？」と言うんです。

糸井　え？

池谷　その先も、会話を続けるんですよ。

「白いエプロンをしていますが、今日はどんなパンをつくっているんですか？」

「今日は、風邪薬が欲しいんですか？」

そうやって質問をする。

糸井　薬屋さんのまま……。

池谷　ええ。つまりつくり話をしてしまうのです。

　患者さんは真面目《まじめ》に話しているんですよ。しかし滑稽《こっけい》にしか思えないようなことを言う。脳が整合性を保とうとしたからそのようなウソをつくってしまいます。自分は病院にいるなんて本人は思ってもいないんです。だから不合理なことが起きた時に、自我を保とうとして延々とつくり話をしてしまう。これは、人間の本質だなぁとつくづく思います。

　海馬のなくなってしまった人は、明らかに現在の状況にそぐわない話をするから、ここで例に出すと滑稽に見えます。しかし実は、ふだんのぼくたちも、日常でささいな不合理に直面した時には、知らないうちにつくり話をたくさんしているんだと思いますよ。しかも、本人は気づいていない。

糸井　極端な例を薄めたようなことを、ふつうの人もやっているわけですよねぇ……。

池谷　はい。直面したものごとに対して、次々に思い込みを重ねていくという性質が脳にはあるんだ、ということを、海馬のない患者さんから学ぶことができるんです。

糸井　ひとつウソをつくと、そのウソを維持しようとして別のウソをついて、逆にもっと自分が危うくなる……子どもの時にはわりと多くの人がそういう経験をしたと思うけど、それに近いことが脳にも起きているのですか。

池谷　子どもがつく意識的なウソとは違って、知らないうちにウソを重ねるのがわたしたちのふだんの会話なんですよ。脳の本質はウソつきなんです。自分もだまされちゃってますから。

しかも、さっき言いましたように、自分の意識はほんの一部ですよね？　無意識の世界のほうが大きくて、無意識というのがほとんどウソつきですから、わたしたちはほんとうに気づかないです。気づけない。

糸井　そうだよなぁ。俺は小学生の時にウソの日記を書いたことがあるんです。「これはウソだぞ」と思いながら書いて「あとで読んだ時に、どんなふうにだまされるんだろう？」と思って、たのしみにしていました。

でも結果は、ウソを書いたことさえ曖昧《あいまい》になって、どうだったかよく憶《おぼ》えていない、というわけのわからないものになりました。自分をだまし切っちゃったような、「あれ、どうしたんだっけな？」みたいな気持ちになったんです。あれも思えば無意識の怖さですよ。

池谷　だけど、よく考えたら、少年の頃の糸井さんはそうとうおもしろいことをしてたんですね。

糸井　「ウソをついた感覚」は残ってるんだけど……。

池谷　まるで、警察でずうっと「おまえがやったんだろ？　犯人だろ？」と言われていると、自分が犯罪を犯したかのように記憶がすりかわっちゃうことに似ている。

糸井　今まで海馬がなくなる方向で話を伺ってきましたが、正常な海馬は具体的にはふだん何をやっているのでしょうか？

池谷　脳には意識するしないに拘《かかわ》らず、すごくたくさんの情報が入ってきます。見ているものは、たくさんありますよね？　聞こえている音とか座ったイスの感触だとか、ありとあらゆる情報が脳に常に入ってきます。

その情報は一度海馬に送り込まれるんです。つまりいろいろな情報は海馬ではじめて統合されます。しかし、その情報のほとんどはそのまま捨てられてしまいます。

なぜかというと、情報が整理されないまま、脳が今受けている情報をすべて記憶してしまうとしたら、数分で容量一杯になってしまうからです。人間はそのぐらいたくさんの情報にさらされています。

糸井　よく考えたらそうですよね。光の当たっている感じとかまでぜんぶ憶えてしまったらキリがないもん。だから、入ってきた情報をぜんぶ憶えちゃいけないいんだ？

池谷　海馬ではじめて記憶が製造されるというのは、そういう意味です。

糸井　海馬が、これが「役に立つ情報」でこれが「役に立たないから忘れていい情報」だとか、仕分けをしたりフラグ（目印になる旗）を立てるのですね。

池谷　ええ。さらされている膨大な情報の中から、海馬は必要な情報だけを選び抜いています。結局、残された情報のほうが少ない。海馬の役割は、情報の「ふるい」です。

何歳になっても海馬の神経細胞は増えている

糸井　「海馬の神経細胞が増える」とはどういうことですか？

池谷　脳の神経細胞は生まれた時の数がいちばん多くて、あとはどんどん減っていく一方だと言われています。一秒に一個ぐらいのものすごい猛ペースで減っていくというのが常識です。

だけど実は、海馬では細胞が次々と生み出される。次々と死んでいくスピードも速いのですが、どんどん生まれてもいるわけで……つまり、神経が入れ替わっている。

つまり、生まれるスピードと死ぬスピードのバランスが重要で、生まれるスピードのほうが速ければ、海馬は全体として膨らんでいきます。死ぬスピードのほうが速くなれば、全体としてしぼんでいくわけです。

糸井　それだと、海馬は使っていないとしぼむんですね。

池谷　そうなんですよ。海馬は情報の仕分けという非常に大切な役割を担《にな》っていますから、海馬の神経細胞の数が多ければ多いほど、たくさんの情報を同時に処理できます。

ということは、海馬が発達すれば、たくさんの情報を同時に残そうと判断できるだろう、ということです。

海馬そのものの中に記憶が蓄えられるわけではないのですが、「海馬が大きければ記憶力が高まるのは、たくさんの判断ができるからだ」という考え方ができます。しかも海馬が大きく発達していると記憶力が高まるということは、実験によってずいぶんと確かめられています。人によってだいたい、一〇%や二〇%の神経細胞数の違いが出ます。

糸井　そんなに個人差があるんだ？

池谷　はい。そこで問題になるのは、海馬は何を根拠に情報の取捨選択をしているのか、ということです。

たとえば、ネズミの海馬が脳の大きさに比して大きいことからもわかるように、進化の過程で考えると、下等な動物の頃から海馬は発達してきてます。ですから、動物にとっても古代の人間にとっても、重要だったのは現代の教科書に載っている「古代ローマ皇帝の名前」ではないですよね？

つまり、海馬は生存のために必要な情報かどうかを判断して、生存に必要なものを記憶する。

今を生きている人にとっても、ローマ皇帝の名前の丸暗記は生存に絶対必要であるとは言えないわけで、生存に絶対に必要である情報でなければ、海馬はどんどん捨てていってしまうのです。

糸井　生存に必要かどうかが、キーワードなのですね。

池谷　はい。ですから逆に、お勉強の丸暗記をしたいと思えば、そのままでは脳が欲しいものではないわけだから、いかに海馬をだませるかが重要になってきます。

糸井　だますって？　つまり……あるものごとを、生存に大事だと思い込むとか？

それ、大事なことですねぇ。受験生とかだったら、今やっている試験勉強がいかに生存に大事なことかについて、うまく自分を納得させられたら勉強がはかどるわけだ。

池谷　その通りです。情報の関所の海馬をだまして、いかに通っていくかが大事なんです。そして海馬は感情をつかさどる扁桃体《へんとうたい》の隣にあると言ったのですが、そのふたつはすごい密接に連絡を取り合っています。

好きなものを判断するのが扁桃体です。だから好きなものを憶えやすいというのは、「扁桃体を活性化すると海馬も活性化する」という方向で説明することができます。

糸井　好きこそものの上手なれ。必死になればできないことはない。昔の人の言う通りじゃありませんか。その扁桃体を活性化するっていうのは、感情を豊かにするってことだから、音楽を聴いたり、恋愛をしたり、好きな絵を見たりというような、いわゆる「情操教育」とか言われているジャンルのことが大切なのもよくわかります。

なんかこう、いろんなものを吸収して豊かな人になることと、頭をよくはたらかせることはひとつのことだって、すばらしいですねぇ。

脳は毎日が面白いかどうかに反応

糸井　海馬《かいば》が増えるという言葉を聞くと、とても刺激を受けます。一般的な関心かもしれないけれども、脳の中で増える部位があるということを知ると、「それを増やしたらどうなるだろう？」という期待が生まれるんですね。

池谷　海馬の神経が増えるとかしこくなるという実験結果はすでに出ています。

海馬の神経の寿命は数ヶ月ぐらいです。これは脳の中では珍しいことなんですが、何ヶ月か経《た》つとかなりの細胞が入れ替わってしまう。

からだの細胞は入れ替わりが非常に早いものです。生涯に何回生まれ変わるかわからない。ところが、脳だけは本来は入れ替わってはいけないわけです。違う人間になってしまいますから。

ある人がその人であるある痕跡《こんせき》が残るように「入れ替えをしない構造」を脳はつくるんですが、海馬は入れ替わる。これは不思議です。

しかも唯一《ゆいいつ》入れ替わる場所が、記憶をつかさどる海馬なわけです。生命にとって最も重要な部分です。

ぼくはその現象に対して、「海馬は記憶をつくるだけのところであって、保存しておくところではないから入れ替わったほうがいいのだ」という仮説を立てています。記憶をつくるための鋳型《いがた》をつくるのが海馬で、鋳型は別のところに押される。

鋳型が永久に残ってしまうと邪魔だから、記憶というハンコを押したら鋳型の原板は捨てていって、新しい鋳型をつくる準備をする……そういうような仮説です。

糸井　その考えは、仮説なんですか？

池谷　ええ。これからぼくが証明していかないといけないと思っています。いつか証明して、バーンと発表しようと考えています。

糸井　そういうことを伺っていると、池谷さんの三一歳で現役という若さが爽快《そうかい》ですね。脳科学界の少し古くなった常識を解説者が話すのとは違うおもしろさがありますよ。

いまの鋳型のイメージを伺うと、確かに鋳型をたくさんつくる能力があると、記憶をたくさんつくって貯蔵しておけるわけだから、頭がよくなるのはわかるような気がします。

池谷　はい。入力ってすごく重要ですよ。入力の時点でカットされたら、何も入ってこないわけです。だから、入力をつかさどる部位が海馬だとしたら、少なくとももののを考えるためのカギは握っているなと考えられるのです。

糸井　海馬が記憶を製造するきっかけになるのは、何ですか？

池谷　そこが重要なんです。つまり、ふだんから人はどうやってものを憶えるのかです。

ひとつは、好き嫌いといった感情が絡《から》むと憶えます。扁桃体が絡むと憶えやすいというのが動物的な憶え方です。

「海馬が、扁桃体の感情を参照しながら情報を取捨選択していく」というのも、わたしの仮説なんですけど。

糸井　海馬が記憶を製造するチカラを増強させるためには、たのしいことや悲しいことの刺激をたくさん受けることは、重要ですね。

池谷　重要になりますね。

糸井　だとすると、たとえば、「いつも病院で寝てて天井を見ているような生活」は、記憶を製造するための海馬のはたらきを衰えさせますか？

池谷　はい。この図（図19）を見てください。

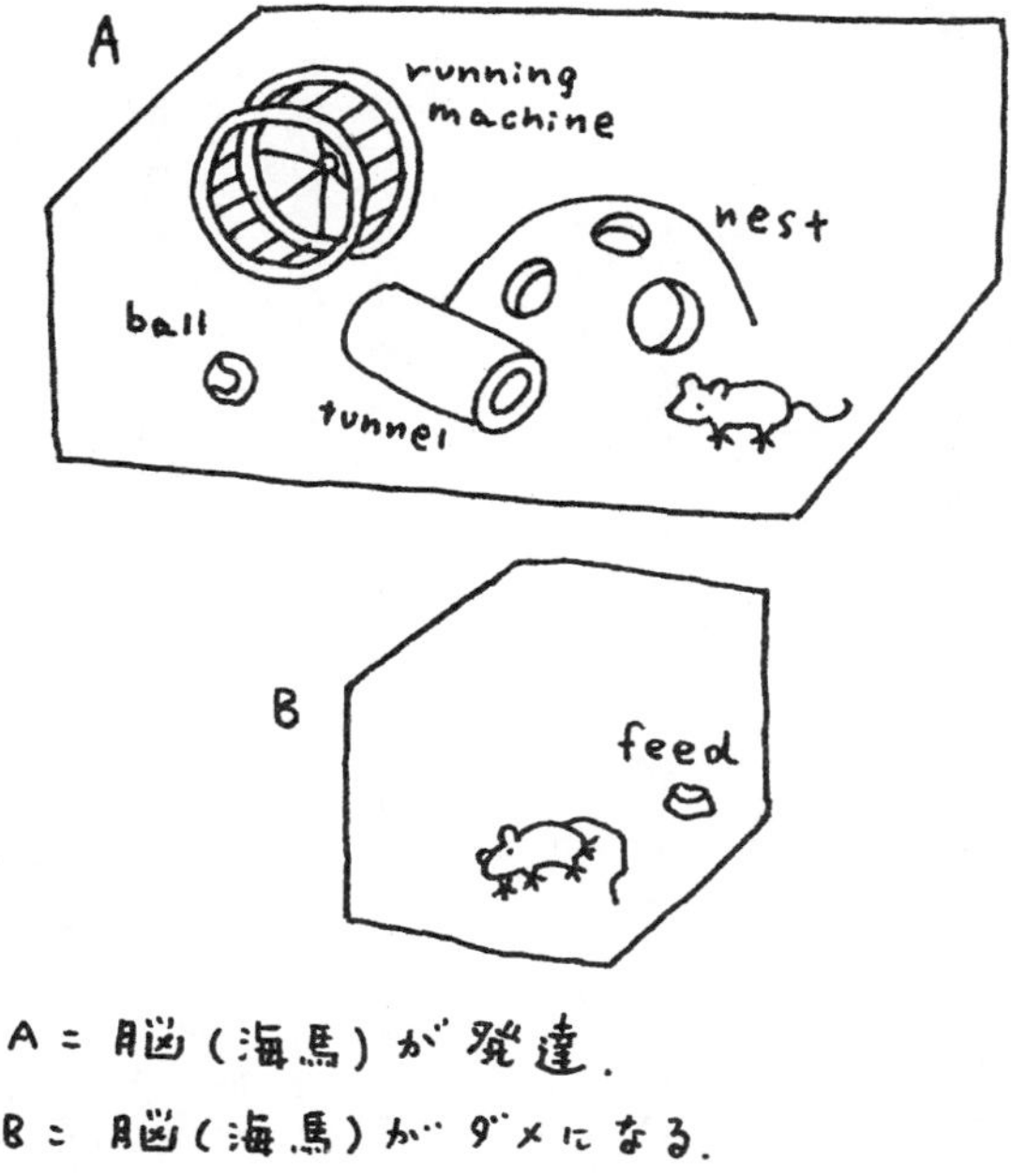

図19　環境によって海馬の発達はどのように変化するのか。アメリカの生物学者がネズミで実験した時の環境。Aの飼育箱には、トンネルや回転クルマなど多くの遊び道具が入っていて、刺激に満ちているが、Bの飼育箱は狭く、遊び道具も一切ない。
下記文献の転載許可を受け改変。
Gerd Kempermann, H. Georg Kuhn & Fred H. Gage, “More hippocampal neurons in adult mice living in an enriched environment” in *Nature* Vol. 386, pp.493-495, figures 1a & 1b, 1997/4/3 © Macmillan Magazines Ltd.

これは実際に論文で使われたものをもとにして描いたイラストです。Bのようにエサと水飲み場の他には何にも入っていないところで育てたネズミと、Aのようにクルマもトンネルもあるような環境で育てたネズミを比べると「遊びの多い環境で育てたほうが、海馬が大きい」という結果が出ます。

ですから、今糸井さんがおっしゃったように、「ずっと病院で寝て天井を見ているような生活」は海馬のはたらきを衰えさせると推測できます。

その証拠に、何もない環境にいたネズミを刺激的な環境に移すと数日で海馬が増えます。

糸井　え、数日で？

池谷　はい。「一回だめな環境にいると、一生つまらないまま」ということはないのです。逆に、刺激のある環境から何もないところに移しても、ネズミの海馬は数日でダメになりますよ。

糸井　それは怖い話ですね。人間にもあてはめることができますもの。

「刺激を増せば、人はいつだっておもしろくもなれるし、いつだってつまらない人になる危険性だってある」という。

池谷　ええ。人間に類推するという点では、おととし報告された例で、タクシードラ

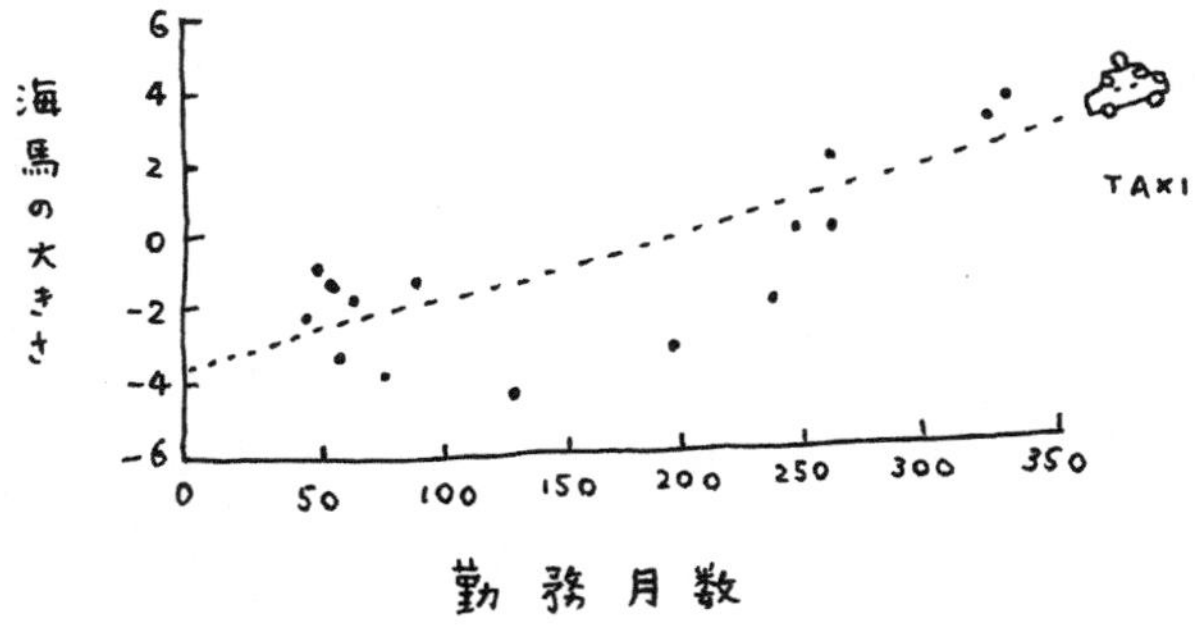

図20　タクシードライバーの海馬の比較。横軸が勤務月数、縦軸が海馬の大きさを示している。下記文献の転載許可を受け改変。
Eleanor A. Maguire, David G. Gadian, Ingrid S. Johnsrude, Catriona D. Good, John Ashburner, Richard S. J. Frackowiak, and Christopher D. Frith, "Navigation-related structural change in the hippocampi of taxi drivers" in *PNAS* Vol.97, no. 8, p.4401, figure 3.b, 2000 © National Academy of Sciences, U.S.A.

イバーの海馬を調べた、ユニークな女性の研究者がいたんです。ふつうは動物で実験するのですが、その人は人間を対象にしたところが独創的でした。

結果としては、タクシードライバーとそうじゃない人との海馬を比べると、タクシードライバーの海馬のほうが、大きかったんですよ（図20）。

糸井　いろいろな道を通るとか、いろんな人に会うというような、新規の刺激にいつもさらされているから？

池谷　そうです。その証拠に、海馬の大きさは、タクシードライバーになってからの勤続年数に比例して増えているんです。海馬がいちばん大きいのは、五〇年以上もタクシードライバーをやった人だとか。

糸井　ああ、若い人じゃないんですね。勇気が出る話です。

池谷　はい。しかも、何もそういう話って、タクシードライバーじゃなくてもいいと思うんです。

新規な刺激にさらされている人は、いつでも入力の判断をする海馬に刺激があるから、海馬の細胞が増えていく割合と消えていく割合とでは、細胞の増えていく割合が加速していく……と類推できますね。

そして、海馬が大きくなると処理する能力が増えますから、さらに対象にする刺激が増えるという、そういうポジティブな回転が起きるのではないかと考えています。

「かわいい子には旅をさせよ」

糸井　「町で生きているしたたかな知恵」という意味の「ストリートワイズ」という言葉も、刺激と海馬の関係で説明できそうです。

　町の中で、ジャングルでサバイバルするかのように荒々しく生きている人たちの頭のよさというのも、「絶えず偶発性の中に身を置いているから」だと思います。しかも、そこで身についたことには可塑性《かそせい》があるから、どんどん練りこまれていって複雑な知性がかたちづくられるし、新たな記憶もどんどん生産されていくということですよね。

　さっきのネズミの環境の図についてなんですけど、ぼく自身が何もない箱に閉じこめられたネズミだったら、箱の中をきょろきょろして何か遊びの材料を探しているんだろうなぁと思ったんです。モノとして何も見つからなかったら、思い出を組み合わせるとか、あり合わせの言葉で遊びを考えるとか。「見えない回転クルマやトンネル」

にあたる娯楽をつくり出したい、というタイプなのです。人間はネズミではないから、かぎられた刺激だと思われた中でも、どうにかして刺激をつくり出せると思います。

　ぼくは、未成年時代に何度か留置場を体験しているんですけれど、そういう場に閉じこめられている人の中に、いろんな遊びの工夫がありました。ほんとうは禁じられていたんだと思うけど、歌をうたうことだとか、食い物の話を上手にするとかね。そう言えば、ぼくは、ごはんを少しだけ残して、そいつを手で練っておモチみたいにしてサイコロをつくったんです。サイコロひとつあると、けっこういろいろなおもしろいことができるので。ただ、独房では、何かとおもしろくなりにくいですね。やっぱり、他者というのは人間にとって最高の遊び相手だと、つくづく思いますねぇ。

「退屈だね」って思った時に何をするか。無情報だと思われたところに、いかに新情報が隠されているか。自分で事件を起こすにはどうするか。

　そういうことを考えることが、ぼくの趣味のようなものですし、仕事のためのエクササイズのようになっています。そのエクササイズの中で生まれた遊びを、大衆化し商品化するのがぼくの仕事ですから。

池谷　なるほど。秩序を持った情報の中でも、秩序を崩して新しいものをつくりあげるという。

糸井　刺激のない場所、たとえばイナカにもきっと都市とは違う刺激は見出《みいだ》せるはずですよね。退屈そうに見える釣りなんて、刺激のカタマリですもん。だから自分で意識的にというか、意欲的に海馬を増やすことはできるはずだと思います。ただ、「刺激を探すのに効率がいい」のは都会なのでしょう。

絶えずおもしろいことを考えることは、イナカではちょっと難しいかもしれません。深く掘り下げていくような刺激はありそうだけど。

一歩外に出ると違う世界があるという都会には、偶然に何かに出会う可能性が圧倒的にありますね。

池谷　そうでしょう。

糸井　「あんたはイナカをバカにしているの？」と文句を言われるかもしれないけど、「おもしろく生きるのはやっぱり都会なんだ。誰だって都会にいたほうがたのしいんだよ」という言葉は、きっと当たっているんだと思います。これは前に、吉本隆明《よしもとたかあき》さんが言い放った言葉なのだけど。

池谷　ええ。ネズミの実験で使った「回転クルマやトンネルのある刺激的な環境」も、人間がそこに入ったとしたらマンネリ以外の何ものでもないですから。

糸井　今話してて思ったんですけど、旅をすると、きっと頭がよくなるんじゃない？

この状況もあるしあの状況もあるしって、いろいろな状況が押し寄せてきますから。

池谷　旅が頭をよくするという可能性はありえますね。

糸井　もちろん、ほどよい旅っていうのがあるでしょうけど。苦しすぎると生きるのに精一杯になっちゃうから。

ほどよいバランスのために、パック旅行でもちょっとオプションで自由行動がついているとか、商品としても工夫していますよね。ただ、『地球の歩き方』ができてしまったおかげでちょっとパターン化してしまうとか、そのあたりの刺激の発見とマンネリへの移行は、もういたちごっこのように続くんだけど。

「新しい刺激があるけれども身体《からだ》だけは安全だ」というのを確保しさえすれば、旅は頭をよくするというのは、理屈として合っていますよね？

池谷　正しいです。しかも、調べていくうちにわかったことなのですが、海馬にとっていちばんの刺激になるのが、まさに「空間の情報」なのです。ここから部屋の隅《すみ》に移動するというだけでも、空間的な概念が海馬に刺激を与えますよ。おもしろいことに、実際には動かなくても、頭の中で移動を想像するだけでもちゃんと刺激になるんですよ。

糸井　へぇ。頭の中で想像するだけでも、海馬に空間刺激が与えられるのですか？

池谷　はい。インターネットを見ていてどこかに行った気になるのも、海馬への刺激になっているでしょう。ただ、インターネットの欠点は、人には視・聴・味・嗅《きゅう》・触という五感があるけれども、インターネットでは目と耳だけの刺激の世界になってしまうことです。

想像に限界が生じてしまうのはそこですね。それを考えても、実際の旅のほうが海馬にすばらしい刺激を与えると思いますよ。

糸井　そうか。やっぱり「かわいい子には旅をさせよ」なのですね。

「神経細胞が地図のようだな」と思ったらいろいろなことがわかりやすくなったように、確かに空間的な想像って、急に頭を明るくするようなところがあります。

ハリウッドは血の入れ換えで成長した

糸井　あの神経細胞の図ってアメリカみたいです。離れた都市どうしをものすごい網の目でつなぐという。

池谷　ええ。ぼくもアメリカ中西部を思い浮かべて神経細胞を見ていました。

糸井　アメリカを開拓した人たちが、あんなに広いところに上陸して、まず大陸横断鉄道をつくろうというところから、かなりおもしろい話じゃないですか。近くに集まって協力し合って町を完成させていくんじゃなくて、不完全な町をそれぞれ離れたところにつくりたがった。でも、その姿勢はかなり海馬《かいば》を発達させますね。

アメリカの風景って、ルート66とか、いつも道に象徴されますもん。ロードムービーも多い。隣どうしでだんだん色が変わっていくというパリのようなつくりとは違う。

池谷　アメリカの国民の考え方はそうでしょう。家の中でも個室にカギつきで、プライベートの空間を保ちながら家族として全体がある。そういう考えに都市づくりが似てきているから。

糸井 自由すぎるところにでかけて、「とにかく広いなぁ！」と思った瞬間に、「どこまで続いているんだろう？」と考えたところが、アメリカの可能性のはじまりだったのでしょうかねぇ。日本人だったら、そうはしないだろうなぁ。

脳の神経細胞を前にして、池谷さんが説明してくださったことに似た発展をアメリカがしたように思えます。つまり、神経細胞は隣どうしだけでは育っていないじゃないですか。離れたところとも、いつでもコミュニケーションしようとしている。

池谷 ええ。それぞれの神経細胞は独立して育った上でお互いに交通していますよね。

糸井 インターネットがアメリカで育ったのも、当然だなぁという気がしてきました。

池谷 ええ。アメリカの都市計画もインターネットも「遠くは一気に近くにもなる」というような発想ですから。

糸井 ハリウッドがどう生き抜いてきたかの歴史も、ちょっと脳の発展に似ていると思います。失業者の多い時代に「モーションピクチャー」という見せもの小屋をつくったところからハリウッドの映画産業ははじまったわけですが、見せもののパターンをどんどん変化させていったんですね。

行き詰まると新しい血を入れる。アンダーグラウンド映画だとかを入れたり、いままでのハリウッドからしたら比べものにならないほど小規模な「異端の人」を入れることで生き抜いてきた。そこがハリウッドのすごいところですよね。血の入れ替えみたいなことをくりかえしてきているんです。今は平準化志向のビジネスマーケティングが行き渡りすぎてしまったので、次の行き詰まりを感じている時期でしょうけれど。

安定した古きよきもので伝統を受け継ぐよりも、その場その場でいちばんいいものをよしとするというのは、海馬が情報を選択する姿に似てます。

池谷　ええ。ある時にある量で新しいものを取り入れるというのは、海馬のはたらきそのものです。

糸井　『エレファント・マン』のデビッド・リンチも、『猿の惑星』のティム・バートンも、『マルコヴィッチの穴』のスパイク・ジョーンズのような人も、みんな実験映画の監督だったりミュージッククリップの演出家だったりじゃないですか。『赤い航路』のポランスキーとか移民系の人たちも多いですし。

それまでの映画界にいるみんなが反対しそうな「ナイスな変わりもの」に大きな映画を任せるところがハリウッドのものすごさですよ。アメリカは海馬を育てているよね。

恋愛も旅に近いと思います。つまり恋愛をすると、生活の中に思うに任せない部分が増えていくわけじゃないですか。おかげで、対処しないといけないことも増えてくる。「見違えるようにキレイになった」とか言われる時には、あれはきっと、海馬に大きな刺激が与えられていると思います。

池谷　そう考えられます。

糸井　「しばらく会わないうちに、変わったね」なんていう時には、その人に何かがあったのかもしれない。変化の進み方は、さっき池谷さんに教えてもらったように「べき乗」ですから、変化が爆発寸前の人とまさに爆発後の人とでは、印象はだいぶ違うのかもしれないけれども。

海馬が発達すると、ネズミの場合にはどういういいことがあるのですか？

池谷　海馬の大きいネズミは、迷路を解いてチーズに辿《たど》り着く能力が強くなります。ネズミの頭のよさはそれでしか判定できないのですが、その意味では海馬が大きいとかしこくなると言えるでしょう。

糸井　エサを捕る能力が増えるとも言えますね。

池谷　そういうことです。

糸井　人間の場合はもう少し複雑だから、エサを捕る能力が増えると、人がその人のそばに寄ってくるでしょう？　つまり魅力が増える。魅力が増えて仲間が増えることで、エサを捕る能力はさらに倍加する。

池谷 そうなんですよ。だから海馬に刺激を入れて増やしておいて、少なくとも損はないと思います。

糸井 魅力が増すということは少なくとも言えるわけですから、海馬を育てるとキレイになるという言い方もできるでしょう。少なくとも「恋愛が人をキレイにする」とかそういうことは、海馬の発達で説明できる。

海馬を発達させることと反対に、生まれてからずっと刺激を与えないと早死にしそうなイメージがあるけど、そういう面はどうですか？

池谷 早死にするかどうかは別にしても、刺激のないところで育ったネズミやサルは新しい環境に適応できなくなってしまうんです。だからエサを捕れなくなって死んでしまうということはあるかもしれません。

糸井 それは人もそうかも。次々に新しい「旅」とかしていたら、適応能力が大幅に発達するかもしれない。というのも、ぼくの母は八〇歳なのですが、旅が生き甲斐《がい》で、気軽に「アフリカのケープタウンに行ってきた」とか、ものすごく元気なんですよ。

自分でも、「次の旅というエサをぶらさげるから元気でいられる」と言っていますね。次の旅のために風邪をひかないようにとか、なんかうまいこと暮らしてるんですよ。

池谷　モチベーションのある暮らしですね。

糸井　……今、たのしい暮らしということで突然思いついたんですけど、さきほど留置場でも歌をうたうと、がぜん刺激が増えてたのしくなる、というような話をしましたよね？

池谷　ええ。とてもおもしろかった。

糸井　それに似たような話で、前にCMの撮影現場のひと休みの時に、同世代の人と中学や高校時代に流行していた歌を思い出しながらうたっていたんです。

ぼく、そういうの、すごく好きで、

「三日前のことも忘れちゃうのに、どうして、こんなに憶《おぼ》えているんだろう」

なんて言いながら、記憶の沼地を浚渫《しゅんせつ》して遊んでいたんだけど、そこでわかった。

ぼくは、ひとりでいる時も、人がいる時も、よく歌をうたう人間らしいのです。

ところが、みんなは、そんなにうたわないようなんですよ。世の中のおおよその人々は、あんまり鼻歌はうたわないのか？　うたえよ、タダなんだしさー、と思いました。池谷さん、鼻歌をうたいますか？

池谷　もう、ずっとうたっています。お風呂《ふろ》では一〇〇％歌っていますし、今日ここに来る時も。みんな、うたわないんですか？

糸井　そうなんですよ。うたう側にとっては、うたわないことが異常に見えて、でも、もともとうたわない人は「なんでうたってんのよ？」って驚く。

何かね、くだらない調査なんだけど、みんなに「鼻歌、うたう？」って聞いてみたいような気さえするんです。別に何の意味もない調査だけど。

刺激を与えるという点では、海馬を発達させるかもしれません。そんなたいしたものじゃないか……。

池谷　うたうの、たのしいですけどねぇ。

クリエイティブは、脳への挑戦

糸井　ある程度、専門分野のことができると思い込んでいる人たちとプロジェクトを組んでいて、「意外とたいしたことがないな」と感じる時があります。

「かつて、こんなことをやってきました」といかにもプロだと言う割には、つまらない。そういうことは、けっこうあります。

専門領域を何か特別なことだから口を出すな、という態度を取るってことは、誰でもやらかしてしまいそうなことなんだけど、じっくり見ていたらたいしたことしてない場合が多いんですよ。ほんとにその分野に精通しているプロは、そういうことがないんです。むしろ素人《しろうと》の何気ない「不満足」を敏感に察知して、自分の側の問題点を積極的に改良しはじめたりする。ほんとのプロっていう人たちには、そういうところがあるから、仕事を進めていく上では圧倒的に助かる。

池谷　それは、脳の仕組みと関係があることかもしれません。ひとつの実験をして、

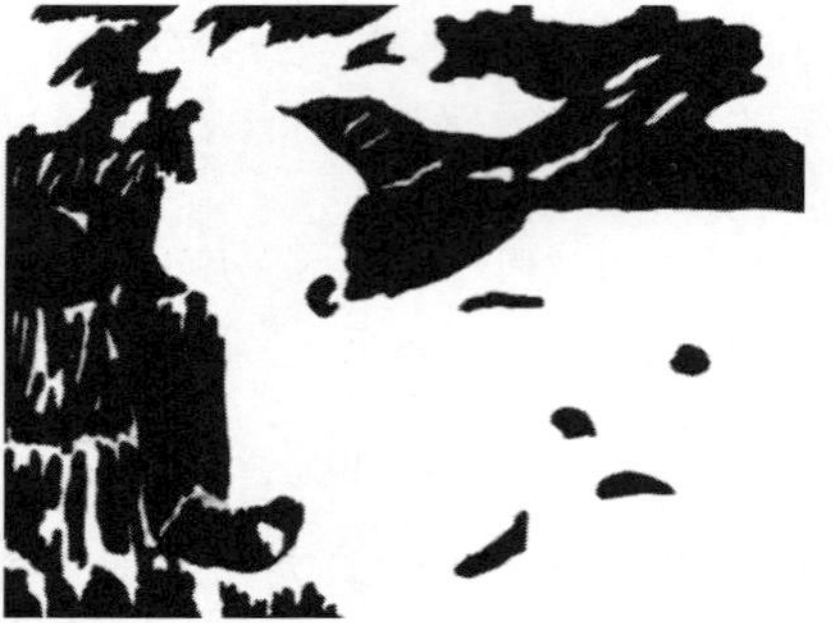

図21　この模様を見てください。何に見えますか？
Ⓒ Angus Gellatly, Oscar Zarate, *Introducing Mind & Brain*, Icon Books, 1999

その話をしようと思います。ちょっと上の模様を見てもらえますか？

　これ（図21）は何の絵に見えます？

糸井　うーん。何だろう？

池谷　正解は牛なんです。図22のように補助線を引くと……わかりますか？

糸井　あ、出た出た。牛、出た。出にくいけど。

池谷　以前にお話をした「脳はしょせん、自分に都合のいいように何かをつくりあげてしまう」という話の逆で、実はこの絵は、一度牛だと思ったら、もう、牛にしか見えなくなることはないですか？

糸井　今、そういうものだと言われたら、「牛だ」と見ちゃいます。

池谷　そうなんです。この図をぼくが持っ

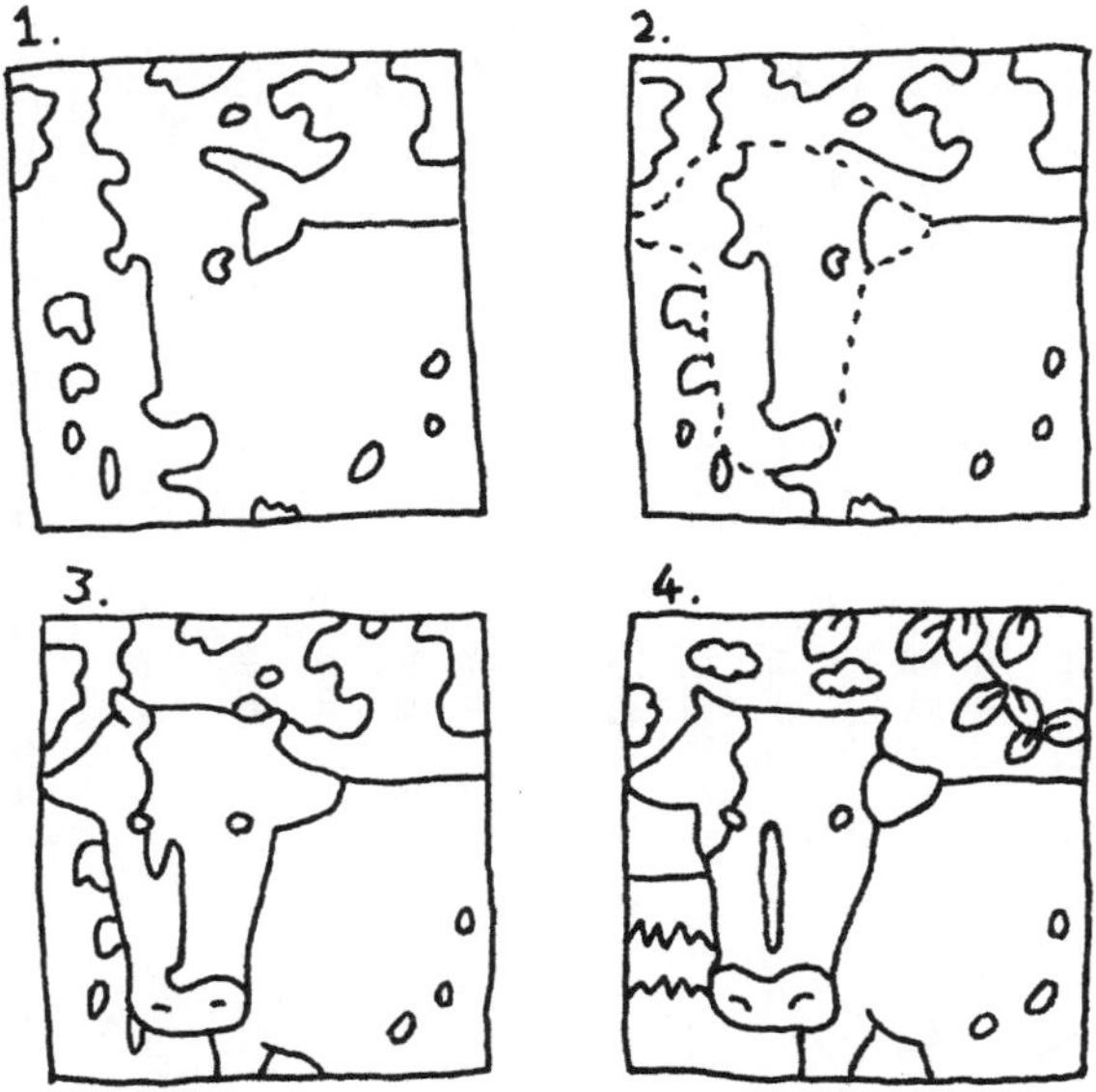

図22　このように線を引くと牛に見えます。では、線が引かれていない、前ページの図21をもう一度見てください。さきほどとは違って、牛にしか見えなくありませんか？　下記文献の転載許可を受け改変。
Ⓒ Angus Gellatly, Oscar Zarate, *Introducing Mind & Brain*, Icon Books, 1999

て帰って一年後にお会いした時に見せても、みなさんはもう牛にしか見えないんですよ。

脳の頑固さとはそういうもので、

「一回分類をしてしまうと、それ以外の尺度では分類ができなくなってしまう」

という性質がある。「知ってしまう不幸」というか……。

だから、ぼくが今牛だと伝えたことは、いいことか悪いことか、わからないわけです。教育論と関連すると思うのですが、ほんとうはいろいろな見方の可能性があるとしても、ぼくが今、固定した分類を他者に押しつけてしまったわけだから。

クリエイティブなことを仕事にするというのは、常識をちょっと破ってみることが必要ですよね。ですから、脳に逆らった仕事をしなければいけないわけです。

脳が刺激を求めているから、刺激を満たす必要はあるけれども、その先には、「脳がいつでも安定した見方をしてしまいたがる」ということに対して、挑戦していかなければならないこともあるんです。脳への挑戦というのは、ひとつのキーワードです。

糸井　「牛に見えることで終わりってことじゃ、つまんないね」と飽きたり、耐えられなくなったりすることって、大事になりますね。退屈との戦いかもしれない。

池谷　さきほど糸井さんがおっしゃっていた、ある分野で経験を積んだ人が、ともするとつまらなくなってしまうということは、この牛の絵を素で見られるか見られないかということに似ているかもしれません。一回やった分類を消せないところで、頑固な動きをしてしまう危険性はある。

糸井　専門家を自覚してつまらなくなっていくという過程を、ぼくは、こんなふうに思っているんです。

たとえば、簡単に「お使い」という仕事をしていたとしましょう。会社を出て買って戻るまでが速い、という取り柄《え》があったとしますよね。だけどある日「インターネットで買えるからお前は要らない」と言われた時には、頭が真っ白になっちゃうんですよ。

今まで安定して「自分の取り柄」にしていたものがぜんぶ台なしになって、存在意義がなくなってしまうから。そこで必死になって自分の正当性を主張したりする。「自力で買うことがいかに大事か」とか。……そういうことと「専門家のだめな人」とは、似ているような気がします。

池谷　さきほど話した、海馬《かいば》のない人がつくり話をしてしまうことに似ています。

脳には両極端の性質があって、理性を保つために新しい局面に適応しますが、その反面、可塑性《かそせい》を拒否するような「自分に都合のいいように頑固に現実を解釈してしまう」ということも本能として備わっていますから。

ただ、海馬が発達していれば新しい局面に適応はできるんです。ひとつの実験の例を話します。

ネズミは、ストレスを感じている時には胃潰瘍《いかいよう》ができますから、科学者はネズミにどのぐらいのストレスがかかっているかを胃潰瘍で判断します。

そこでわかったのですが、海馬を破壊されると、ネズミにはものすごいストレスがかかるようになるんです。その逆に、海馬が発達していると胃潰瘍が少なくて済みます。いかに新しい環境に対して対応できるかがポイントなんです。海馬は「新しい環境はストレスではないんだよ」と自分に伝える役割をするのです。これは海馬の役割を象徴する実験だと思います。つまり海馬は新しいことを処理する能力に長《た》けている。

糸井　毎日ストレスを感じて吐きながら会社に通うような人って、適応ができないから、つらいんだ……。

ただ、ぼくの知っている人に「もともとは、毎日吐くようなストレスを感じて、まわりの女性のオシャレや忙しさや出世欲とたたかっていたのに、外国に行って太陽のもとで暮らしたら人生観が変わってたのしくなっちゃった女の子」もいるんですよ。

池谷　それはまさに別の可塑性が生まれたわけで、「こんなものは、どうだっていいんだ」と、新しい価値観を持ちこめばいいわけです。新しいところに来てストレスを感じている人にまず必要なのが可塑性なんです。

糸井 あ、わかりました。新しい価値観を持とうとしない人とは一緒に仕事をしにくいんだ。「こだわり」とかって言葉を安売りする人と話すのはつらいもんなぁ。

ところで、可塑性というか柔軟さは、脳の観点から言うとどう獲得していけばいいのでしょうね？

池谷 刺激を受けとめられるアンテナを持っていないと海馬に伝わらないから、よく受けとめられるアンテナがあるといいんですけれども。

糸井 今、話を伺っていると、変わることって、だいたいは「いいこと」なんですね。

環境に適応してばかりだと、今までは「アイツは風見鶏《かざみどり》だ」とか「日和見《ひよりみ》主義者だ」とか文句を言われがちだったし、それと同時に「一貫性のある人ですね」とか「信念を貫いた」とかいう言葉に、かなりだまされてきたような気がします。

ぼくは、貫くことがあるとしたら、「ウソをつかないこと」だけでいいと思います。

池谷 あ、そのへんは難しいですね。知らないうちに、自分でウソをついちゃってるから。

糸井 あ、そっかー。

悩みを解決するコツ

糸井　「無自覚なウソ」を検証する知性って、あるといいですね。たとえば、ほんとうは自分でも飽きているはずなのに、無理やり「これ好きだなぁ」と言って続ける趣味には意味がないですから。

池谷　趣味を飽きていないように思いたがるのはよくあることなので、壊すのは難しいでしょう。

　普通なら、疑問を抱かないように趣味を固定して自分を安定化させようとします。糸井さんは、それをあえて壊したいというタイプだと思うのですが、それって、誰にもできることではないような気がする……。

糸井　いや、たぶん簡単なんですよ。「ゴルフの練習に行くのが面倒くさい」とか、サインは誰でも感じるわけだから。

　ぼく個人としては、経験として趣味に飽きることを学んだと思うので、ヒントとしてそれを話してみます。

小さい頃、「名糖ホームランバー」っていう四角いアイスクリームがあったんですよ。なめるとヒットとか二塁打とかが、アイスクリームの棒に書いてあった。値段は十円でした。当時は十円持っていると駄菓子屋ではけっこう「使いで」があったんですけど、名糖ホームランバーを買うとそれでおしまいなんですね。でも、当時のぼくにはものすごくおいしいものだった。

はじめて食べておいしいと思って、翌日も買って……三日ぐらいはかなりうまいと思っていたんですね。それで、友だちに、「俺、これ、毎日毎日買う」って言ったんです。買い続けるはずがないのに。

そして、やがて、毎日買うのが嫌になったんです。でも、毎日買うって友だちに宣言したことをくっきり憶えていたので、「あ、自分はウソをついたな」と思って、言った相手に申し訳ない気がしました。

池谷 何となく、気持ちはわかります。

糸井 だけど、最初の数日はほんとうに「毎日買いたい」と思っていて、言った時には、ウソじゃなかったんです。

知らないうちにつくウソというと、その名糖ホームランバーを思い出しますね。

「君を一生愛する」とかいう言葉にも似ている。ウソじゃないけど守れないことって、ほんとうは子どもだって新婚夫婦だって、うすうす感じているはずですよね？　こういうことって、子どもが普通に暮らしていたら、よく出会う状況だと思うけれども、それに気づけるようになるのって、どこで決まるのでしょうか。

ぼくの場合は、今言った名糖ホームランバーの頃ぐらいから、「自分のことは自分にわからない」という発見があったんですね。ホームランバーを買い続けるという未来の自分を想像していたハズなのに、その想像があっけなく壊れましたから。「自分のことは、自分にとっていちばんわからないことだ」とは、今でもしょっちゅう思っているんです。

池谷　今伺っていて、自分の子ども時代を思い浮かべながら、知らないうちについてしまうウソについて糸井さんほど敏感ではなかったなぁと思いました。たぶん、子どもって、もっと時間軸の認識がない。「子どもには未来も過去もないから、今をたのしむ」と言ったのはフランスの哲学者ラ・ブリュイエルですが、ぼくが小学生の頃って、「先になると実行できないかもしれない」などという時間軸をそこまで意識していなかったです。

糸井　きっとぼくの環境の中に、いい悪いは別にして「時間軸を学ばせるもの」があったんでしょう。子どもの頃から、世の中は変化するものだ、ということを意識する暮らしだったから。「父親が後妻を取った時に、次の日から新しいお母さんが現れる」というぼくの経験は、きっとそういうことに関係していると思う。

もしかしたら、肉親の死を若くして経験した人とか、少年期に大きな状況の変化を経た人は、幼い頃から、自然と時間軸について考えてしまうかもしれないなぁ。

時間の概念って、記憶の積み重なりですよね？

その、たたみこまれた記憶の蛇腹《じゃばら》の厚さが、時間の概念を形成するのかもしれません。

池谷 「明らかに今までとは何かが違う」という体験をすることで、前後関係という時間の基本概念がつかめるのかもしれませんね。

糸井 距離感にも、興味があるんですよ。

さっき、「自分には自分がいちばんわからない」と言いましたけれども、これはほんとうにそうですから。

ぼくは人から相談を受けることが多くて、相談された内容を考えることに関してはけっこう得意なんですけど、それにはコツがあるんです。

……「自分のことだと思わない」というそれだけで、ずいぶん判断できますよ。

恋愛の悩みだとかは、本人としては、「わからない、もうどうしようもない」と思っているんだけど、側《はた》から見ると「そういうこともあるよね」って見られますよね？

池谷　ええ。

糸井　しかもそういう場合、まわりの人のアドバイスのほうが、往々にして正しいですよね？

池谷　はい。そこがおもしろいです。たとえば、失恋するまでは、「何で、あの人じゃなきゃいけないんだろう？」とは思えない場合が多いですから。

自分が思い込んでいたことから、スムーズにパラダイムシフトできると、判断がとてもきちんとできますよね。

糸井　そうなんですよ。悩みを自分のこととして考えてしまうと、悩みの本質を見失う場合があるんです。「悩みを解決する」という以上の欲望が絡《から》んでしまいがちですから。

たとえば、別れ話を個人的に考えてしまうと、

「あの子と別れたら、一緒に行っていたあの店には、もう行けない」

「友だちの範囲が狭まってしまうかもしれない」

といった、別れるかどうかということ以外の要素が入ってくる……。

一緒に失うものを惜しんでしまっていれば、自分が今何を判断したいのか？　を見失う場合が多くなります。

ただ、そのおなじ悩みを他人のものだと考えると、

「おまえ、それは未練がましいよ」

「ぜんぶを失わないでいようなんて、ムシがよすぎる」

そう、冷酷すぎるまでに悩みの本質に根ざした考えを出すことができるんです。

そういう意味でなら、本人にわからないものを他人ならわかることができる、という場合もかなりあるでしょう。他人は、悩みの芯《しん》だけを見ることができるから。

池谷　まるで、さっきの海馬を事故で失った人の話みたいです。脳は、思い込んでしまうと袋小路に入りますから。

第二章のまとめ

一　脳の成長は非常に早い

実際の体験を通してものごとに上達していくことは、想像以上に簡単に達成できます。なぜなら、実践するたびに脳にできていく回路は「二の何乗」というかたちで増えていくからです。経験をすればするほど飛躍的に脳の回路が緊密になるのです。凡人と天才の差よりも、天才どうしの差のほうがずっと大きいというのは、そのような理由からです。

二　脳は、わからないことがあるとウソをつく

脳は理不尽なことが起こるともっとも合理的な方法で判断をします。また、海馬を損傷して自分の記憶があやふやになると、欠けた記憶につじつまを合わせるように、

自我を保とうとして延々とつくり話をしてしまいます。海馬を失ってしまった患者さんから「脳は、ものごとに対して次々に思い込みを重ねていくという性質がある」ということを学びました。わたしたちはふだんの何気ない会話でも、知らないうちにウソを重ねています。

三　マジックナンバー7

人間が整理できる記憶は七つぐらい。意識できる記憶はかなり少ないものです。意識に上らせることのできる記憶がかぎられているのは、いいことでもあります。何も忘れず、雑念がいつまでもたまっていたら、どこまでも集中できません。

四　海馬は増やせる

脳の神経細胞は生まれた時がいちばん多く、あとは一秒にひとつぐらいの猛ペースで減る一方だという常識があります。しかし、脳の中で情報の選別を担当している「海馬」の神経細胞は成人を超えても増えることがわかりました。ネズミにおいては

「海馬が大きければ大きいほど、かしこい」という実験結果が出ています。

五　旅は脳を鍛える

何もない環境にいたネズミを刺激的な環境に移すと数日で海馬が増えます。逆に、刺激のある環境から何もないところに移すと、ネズミの海馬は数日でダメになります。海馬にとっていちばん刺激になるものは空間の情報です。つまり、旅をするほど海馬に刺激が与えられると推測できます。

海馬を破壊されると、ネズミにはものすごいストレスがかかります。逆に、海馬が発達していると胃潰瘍《いかいよう》が少なくて済みます。海馬は「新しい環境はストレスではないんだよ」と自分に伝える役割をするのです。海馬は新しいことを処理する能力に長《た》けています。

六　脳に逆らうことが、クリエイティブ

刺激を求めているけれど、同時にいつでも安定した見方をしたがるのが、脳です。

創造的なことをしたいと思っている人は、画一的な見方をしたがる脳に対して、挑戦をしていかなければなりません。

七「これが、他人の悩みだったら……」が、悩みを解決するコツ

悩みを自分のこととして考えると、悩みの本質を見失う場合があります。悩みを解決するためには、「今、何を手放して何を獲得するのがいいのだろうか？」の選別が必要です。個人的な欲望を重んじてしまうと、すべてを手にしていたいと思うあまり、自分が今何を判断したいのかを見失ってしまいます。他人の悩みだと思うと、案外、「ぜんぶを失わないでいようなんて、ムシがよすぎる」と考えられるものです。他人は、客観的に、「悩みの芯」だけを見ることができるのです。

第三章
脳に効く薬

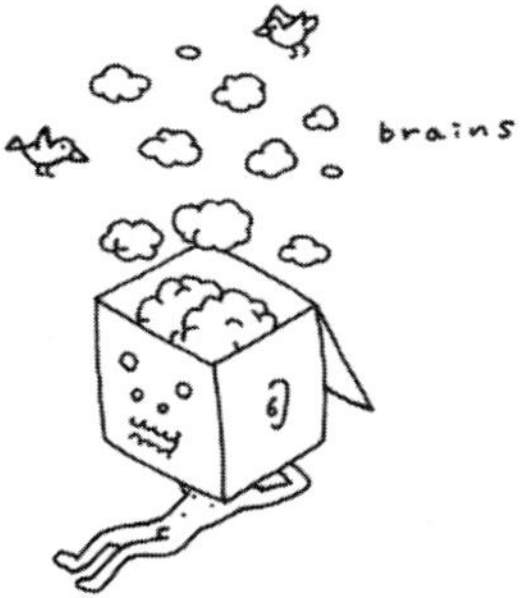

第三章のはじめに

第二章では、池谷さんの専門分野である海馬《かいば》を中心に、「脳がどのようにはたらきを活発にさせていくか」が話題になりました。新しい環境に触れることで海馬が発達することがわかりました。

では、新しい環境を人工的につくり出すことはできないのでしょうか？

池谷さんは、「日々何をしているのかと言うと、そういう調査のための道具を見つけることがほとんどなんです。新たな装置や道具としての薬などをつくることに、ほぼ研究のすべてを費やすと言っていいぐらいなのです」と言っています。

ネズミの脳を刺激する実験薬をつくることを通して、人工的に脳を刺激できるということが判明している。

そして、頭がよくなる薬や、頭のはたらきを悪くさせる薬も、すでにできあがっている……。

化学的な物質が、いかに脳に影響を及ぼすかについてが、第三章のテーマです。「老化を防ぐ物質」「やる気を生み出す物質」なんていう話も登場します。

ものを忘れさせる薬

糸井　池谷さんは、お正月やお盆に長い休みは取っているのですか。
池谷　ネズミの世話があるので、普段はあまり取りませんが、今年のお正月は三日間ぐらい取りました。ネズミは学生に任せました。よくやってくれています。
糸井　ネズミの世話。休みを取ったとはいえ、「三日間」なんですね。
池谷　はい。実験は自分の都合でやめようと思えばやめられるのですが……いや、ほんとはあまりやめません……。ただ、実験をやめたとしてもネズミや培養中の神経細胞は生きて育っているので。
それと、飼い猫とかならちょっと親戚《しんせき》に預ければいいけど、「ネズミ千匹預かってもらえますか？」ということは、ちょっと言いづらい。
糸井　研究室に千匹？
池谷　ええ。うちの研究室だけでも、数百匹はいます。一気に反乱したらどうしようとか、たまに思うと怖くなりますねぇ。

糸井　池谷さん、「怖い」と言いながら呑気《のんき》なのがいいなぁ。その言い方をするってことは、ほんとは千匹いても大丈夫なんだと思う。

池谷さんが現在研究中のことで「ここは、わからないけどわかりたいなぁ」と思っているようなこともお聞きしたいですね。実際に今研究している内容は、池谷さんが研究生活を続けている動機に深く関わるでしょう？　ですからぜひ聞いておきたいのです。

池谷　はい、わかりました。

「脳が可塑性《かそせい》を持っているのは明らかだ」

というところから研究をはじめますと、脳の一部分を取り出した時に可塑性のある部位は海馬だ……ということで、研究したいところとして海馬に辿《たど》り着きます。

そして、海馬の神経細胞にもっとも可塑性があるかもしれないなら、そこを調べたいということになりますよね？

糸井　ええ。そのへんまでは前の池谷さんの説明でよくわかりました。

池谷　そこでさらに、海馬のどこに可塑性があるのかと調べていきますと、脳細胞と脳細胞のあいだをつなぐシナプスに行き着くんです。シナプスそのものに可塑性がある、ということがわかったのは、ごく最近のことなんですよ。シナプスって、もう最小単位なんです。神経一個よりも小さい単位ですから。そういう一個以下のレベルに可塑性があるとわかりました。

糸井　「細胞一個以下」って、どういうことですか？

池谷　神経細胞はお互いをつなぐために道路をつくりますよね？　その道路の交差点のようなものがシナプスになりますから、細胞よりも小さい存在ということなのです。たったひとつの海馬の神経細胞でも、数万のシナプスをもっています。

神経細胞が都市だとすると、交差点であるシナプスに、もうすでに可塑性があるということになります。科学者は、シナプス可塑性という言葉をよく使うのですが、ぼくはまさにその「シナプス可塑性」に注目をして研究を進めているのです。

たとえば、ミクロなレベルで言うと、シナプス可塑性をストップさせてしまうような薬があります。

糸井　交通遮断？

池谷　いや、「遮断」と言ってしまうと違うので、ちょっと微妙です。遮断してしまうと、人は死んでしまいます。フグ中毒などがそうですね。

そうではなくて「交通は残っているが、交通の量が変化する」ということが可塑性なので、交通をなくしてしまうというのとは違うんです。交通量を変えられないようにするというのが、可塑性を遮断するということになります。そういう薬です。

糸井　なるほど。遮断ではなくて、交通量が変化できないということ。

池谷　そういう薬を、たとえば動物に与えるとどうなるか？　脳全体の可塑性がなくなってしまいます。つまり、ものが憶《おぼ》えられなくなってしまいます。環境に適応できなくなるし、たぶんテスト前にその薬を飲んだら、きっと0点になるだろうなというもので。

糸井　自然界にある物質を生かしてその薬をつくるんですか？

池谷　いえ、人間がつくり出したものです。

あくまで研究目的のために開発されたので、自然の中や人間の身体《からだ》の中にはそういった物質は存在しません。

研究のためというのは、さきほど言った「可塑性をなくす＝交通量を変えられなくする」ということをやって、その結果としてネズミの身体には何が起きるのかを調べたいからです。これも科学者的な発想ですね。つまり、交通量が変えられなくなった時に起こることがわかれば、逆に、交通量が変わることの意味がわかります。

研究の道具として、その薬は必要でした。そもそも研究というのは、日々何をしているのかと言うと、そういう調査のための道具を見つけることがほとんどなんです。新たな装置や道具としての薬などをつくることに、ほぼ研究のすべてを費やすと言っていいぐらいなのです。

糸井 あ、なるほど。調べる道具がないかぎりは発見もありえないという。

池谷 その薬は人間には試していませんが、飲んだら海馬がダメになりますから、海馬損傷の患者さんとまったくおなじ症状が出るはずです。

糸井 一生ではないですよね？

池谷 薬だから効いてるあいだだけですよ。

糸井 やってみるとどうなるんだろう？

池谷 たとえば誰かに飲ませてみて、薬が効いているあいだに、ぼくがヘンなことをしたとしても、忘れてしまうでしょう。きっとぼくが叩《たた》いたりしても、憶えていないですよ。

糸井 ああ、そうか。だから人間には飲ませないんだ。ネズミは「叩いたりしても憶えてない」ということを、されてるんだね。

池谷 そういうことですね。

糸井 ネズミもつらいなぁ。

頭が良くなる薬は、あることはある

池谷 わたしの研究室はちょっと変わっていまして、「交通量を変えないようにする薬」と、逆の発想でも調べてみようとしたんです。「交通量を変えることを奨励《しょうれい》する薬」を与えたら、ネズミはどうなるだろうか？　と。

糸井 「とても可塑的」になるわけですよね。そっちは、飲みたい人もいるでしょう。

池谷 ええ。当初は「将来、できれば人体にも服用できる薬にしたいなぁ」と思い、副作用のないものを開発していました。つまり、人工的につくると副作用の危険性があるから、身体の中に存在する物質から、薬をつくることはできないだろうか？　と考えまして。意外なことに、それは肝臓から見つかりました。

糸井 見つかったんだ！　おもしろい。

池谷 その薬は、ほとんどできあがりました。薬を試験管の神経細胞にかけると、交通量の変化がとても活発になったのです。

「これはいける！」と思ってネズミに与えてみたら、すごく効くんですよ。三〇分ぐらい前に薬を与えておいてネズミに迷路を解かせてみると、ふつうの三分の一から、悪くても二分の一ぐらいの時間で出口に行きました。

そこで、「あ、頭のよくなる薬を、ほんとうに見つけてしまった……どうしよう？」と思ったんです。

糸井　おぉ。小説で読むような話が現実になった。飲みたくなりますよね。

池谷　ええ。ただ、確かにネズミが迷路を解くための記憶力や効率はとてもよくなっているのですけれども、ネズミの能力は記憶力だけではないですし、人間の知性に至っては、記憶力は、知性のほんの一面にすぎません。

だから、いろいろある能力の中から記憶力を突出させることによって全体のバランスがどう崩れるかはわからない。ですから、人間にいきなり適用するというのは、その意味では、ちょっと怖いところがあります。

糸井　ただ、記憶がすべてだと池谷さんがおっしゃった中で、「ものを憶えるＷＨＡＴの暗記メモリー」と「ものの方法を憶えるＨＯＷの経験メモリー」があるということが、とても重要だったじゃないですか。ＨＯＷの記憶が増さないと、頭がよくなるとは言えないかもしれませんよね。

池谷　実は、わたしたちが見つけた薬は、WHATの記憶しか促進しないのです。わたしが常々「HOWの記憶のほうが大事だ」と言っているにも拘《かかわ》らず、その薬を飲むと、頭でっかちの人間になってしまうのかなぁという懸念《けねん》はあるんですよ。だから、知性のバランスが崩れてしまうかもしれません。

糸井　そうなんですか。でも、「それでも飲みたいくらいだ」と、思う人はいるでしょう。「記憶力が、増すんだったら」と。カードゲームの「神経衰弱」とかがやたらに強くなったりして。「世界神経衰弱大会チャンピオン、ドーピングで失格！」とか。

朝鮮人参《にんじん》やイチョウの効果

糸井　神経細胞の可塑性を増やす、魔法の薬に近いような効果のある食品は、案外、どこか自然界にないものでしょうか？

池谷　あると思いますよ。

糸井　迷信とか民間療法の中にありそう。なんか怪しい話ですけれども。

池谷　実は、あるんです。安全なところから、危険なものまで。

いちばん安全なところで言うと、ＤＨＡですね。だけどこれはふだん足りているので、ほとんど気にしなくても大丈夫なんです。

糸井　あ、そうなんですか⁉　意外だった。

池谷　わたしたちが測定したかぎりでは、ネズミに生涯ＤＨＡを与えないでおいても、ＤＨＡは身体からなくなりません。さらにそのネズミから生まれた子どもにも、ずうっとＤＨＡを与えないとしても、それでも残っているんです。その次の世代になって、ようやくDHA欠乏が起こるという程度ですね。

糸井 DHAは「足りているから大丈夫だ」と。

池谷 他のものとしては、中国の生薬《しょうやく》のような天然の薬の中に、神経細胞の可塑性を活性化させるものが入っていますね。イチョウとか。

糸井 イチョウの葉?

池谷 ええ。それから、茯苓《ブクリョウ》という薬。

糸井 漢方薬として有名ですね。

池谷 はい。効果を出すためには、ものすごくたくさんの危険量を飲まないといけないので、これを聞いたからといって、あんまりたくさん飲まないでほしいんですけれども。

そして、朝鮮人参には、わたしたちが薬をつくる時に肝臓から検出した物質と、ほぼおなじはたらきをする成分が含まれています。細かい話をすると、メカニズムはわたしたちのつくった薬と異なるのですが、脳の可塑性を高めるという意味においては、まったくおなじことをします。結果はおなじです。

糸井 朝鮮人参はよさそうですね。

池谷 サフランの中にも可塑性を高める成分があります。ただ、それはお酒を飲む時に効くだけなんです。お酒を飲む時には可塑性が低くなるのですが、サフランの中のクロシンという物質はそれを防ぐという特徴がありますね。お酒を飲む前にサフランライスを食べると、記憶が飛びにくくていいかもしれません。

糸井　ふーん。いろいろな食品の中に含まれているんですか。おもしろいなぁ。

池谷　朝鮮人参は、いいと思いますよ。参鶏湯《サムゲタン》とかの中に入っていて、おいしいですよね。

糸井　朝鮮人参、お腹《なか》によく効くよね。下痢にも便秘にも効くって、ぼくは以前聞いたから、何かがあると朝鮮人参の顆粒《かりゅう》をお湯にとかして飲むんです。すごくいいです。気のせいかもしれないけど。ひょっとしたら、脳とお腹の具合だって、関係ないことはないかもしれない。

池谷　確かに、内臓は脳の神経支配を受けていますよ。

糸井　さきほどおっしゃっていた、池谷さんが開発に成功した薬は、今のところ副作用はあるのですか？

池谷　今のところ副作用はまったくないです。しかも、0・000001グラムというおそろしく少量で効きます。でも、実用化はやめようと思っています。

糸井　え？　製薬会社から、引く手あまたじゃないのですか。

池谷 そうだとは思います。確かに以前、学会で発表したら、すごい反響があったんですよ。

糸井 だけどやらない、ということは、政治的なリスクが高いということですか？

池谷 政治的問題や、倫理的問題はとても大きいですね。研究室としては、もうこれ以上はやらない方向で今のところ相談しています。

学術的には、その薬はとてもおもしろかったんです。「可塑性を高めれば記憶力も増す」ということを証明できる道具としては、非常によかった。だけども、それは科学的に有意義なことであって、人体に実用することになると、いろいろ考えなければいけないことが多くなりますから。

糸井 「もしも」のことを考えたり、売り出したあとの反響まで含めると、確かに、もっと実験をしたい人にとっては研究の効率が下がりますもんね。

風邪薬はやる気を奪う？

池谷　脳がうまくはたらくことにも興味があるでしょうが、みなさんがよく気にされるのは、「やる気をどう出すか」ではないでしょうか。「いざという時にやる気が出ない」と困りますよね。これは実は、科学的に言っても、アドバイスできるのは「実際にやってみなよ」という一言なんです。

　糸井さんはよく『ほぼ日刊イトイ新聞（http://www.1101.com/）』で、「やってみるとおもしろいものがある」というようなことをおっしゃっていますよね？　それは正しいのです。新しいものを前にしてつまらないと感じる時には、おもしろさがわかっていない場合や無知な場合がほとんどかもしれません。

糸井　ぼくは、ほんとはやる気の少ない人間だったんですけどね。だいたい、手相とか観《み》てもらうと、「何かになかなか踏み出さない慎重な人のはずだ」とか言われる。おぉ、その通りなんですよ、と本人も思うんです。でも、そういう人間が、「やってみる」ということのくりかえしで育ってきたんですよ。そんなに育ってもいないか(笑)。

池谷　「やる気」を生み出す脳の場所があるんですよ。側坐核《そくざかく》と言いまして、脳のほぼ真ん中に左右ひとつずつある。脳をリンゴだとすると、ちょうどリンゴの種みたいなちっちゃな脳部位です。ここの神経細胞が活動すればやる気が出るのです(図23)。

糸井　そんなに具体的な場所があったんですか、教えてくれたら、そのへん叩いてやるのに。

池谷　ははは。ところが、側坐核の神経細胞はやっかいなことに、なかなか活動してくれないのです。どうすれば活動をはじめるかというと、ある程度の刺激が来た時だけです。つまり、「刺激が与えられるとさらに活動してくれる」ということでして……やる気がない場合でもやりはじめるしかない、ということなんですね。そのかわり、一度はじめると、やっているうちに側坐核が自己興奮してきて、集中力が高まって気分が乗ってくる。だから「やる気がないなぁと思っても、実際にやりはじめてみるしかない」のです。

糸井　やりはじめる前に、やる気がないのは当然なのですか？

池谷　はい。やってないから、やる気が出なくて当たり前です……この現象はクレペ

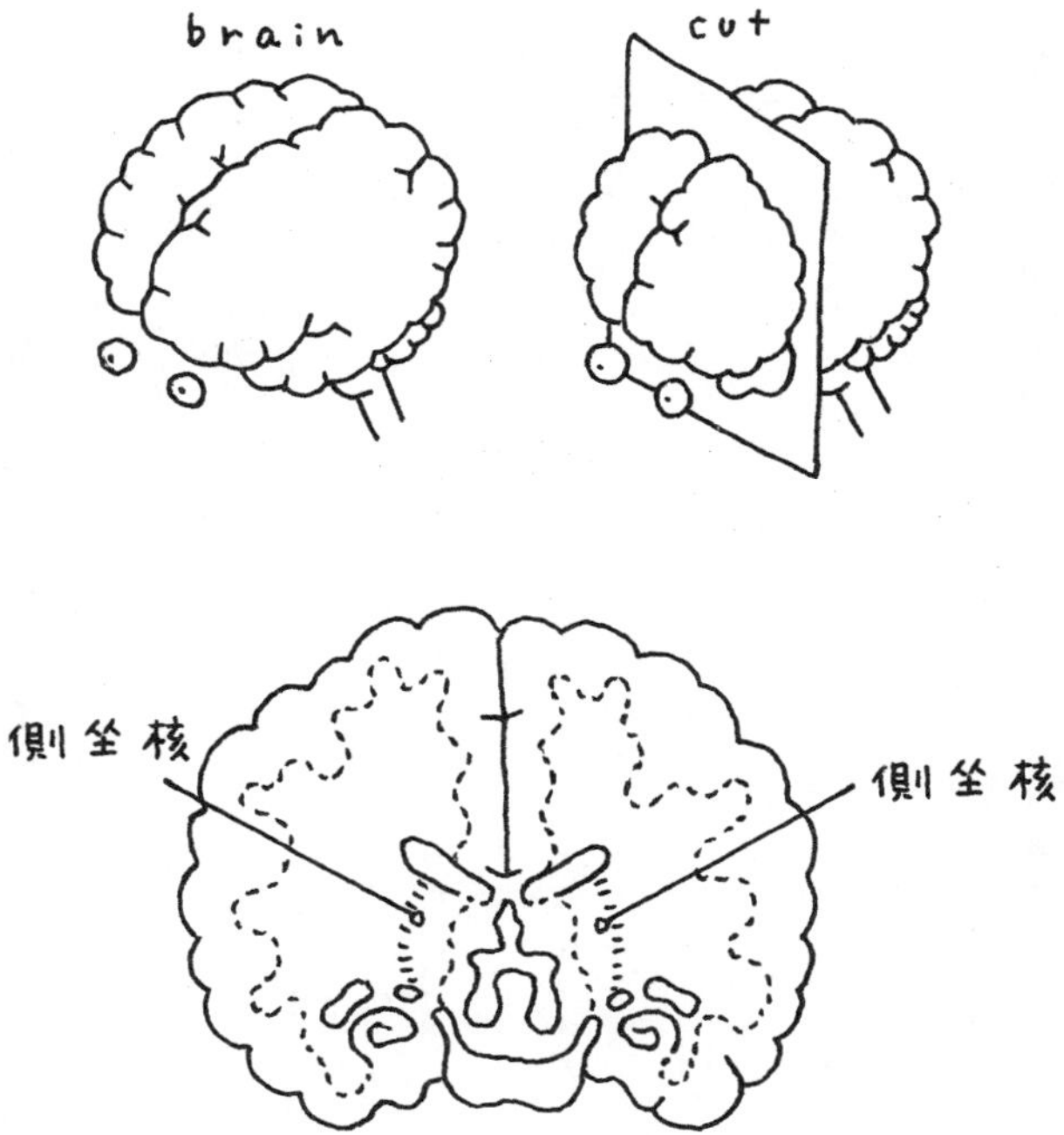

図23　側坐核は、脳の真ん中に左右ひとつずつある。
下記文献の転載許可を受けて改変。
Mark F. Bear, Barry W. Connors, Michael A. Paradiso, *Neuroscience:Exploring the Brain*, Second Edition, p.223, Chapter 7, Cross Section 3(b), 2001 © LIPPINCOTT WILLIAMS & WILKINS

リンという心理学者が発見して「作業興奮」と呼ばれています。作業しているうちに脳が興奮してきて、作業に見合ったモードに変わっていくという。

掃除をやりはじめるまでは面倒くさいのに、一度掃除に取りかかればハマってしまって、気づいたら部屋がすっかりきれいになっていた、などという経験は誰にでもあると思います。行動を開始してしまえば、側坐核がそれなりの行動を取ってくれるから。

糸井　うちの奥さんに、このあたりを読ませてやりたい。

池谷　側坐核は海馬《かいば》と前頭葉《ぜんとうよう》に信号を送り、アセチルコリンという神経伝達物質（神経系の情報伝達に関与する物質。興奮に応じて放出され、シナプスを刺激することによって伝達を行う）を送っています。この物質がやる気を起こします。アルツハイマー病の患者さんはこのアセチルコリンがすごく減ってしまうんです。だから生気がないというか、覇気《はき》を感じない状態になる。

糸井　ずいぶんケミカルな、わかりやすいものなんですね、やる気って。

池谷　実は、ぼくたちの身のまわりにはアセチルコリンのはたらきを抑えてしまうものがたくさんあります。気をつけないといけないものもある。

糸井　たとえば、何ですか？

池谷　いちばん顕著なのは、風邪薬、鼻炎の薬、下痢止めの薬などですね。

アセチルコリンっていうのは頭の中ではやる気をつくる物質なんですけども、腸のはたらきを活発にする物質でもあるんです。だから、アセチルコリンを抑える「下痢止め」は、腸のはたらきを抑えると同時に頭にも効いちゃう。

それと、風邪をひいた時に風邪薬を飲むと眠くなるのも、アセチルコリンのはたらきが抑えられるからなのです。だから、今日は勝負の日だという時……たとえば受験とか初デートとかの時には、「風邪ひいてるからちょっと飲んでおくか」という判断は、まずいかもしれません。頭がぼーっとしてくるし、ついでに眠気まで出てくるから。

今はアセチルコリンのはたらきを抑える成分の入っていない風邪薬もあるので、薬局で薬剤師に「脳のアセチルコリンを抑えない薬をください」と言えば親切に教えてくれるはずですよ。ちなみに、アセチルコリンのはたらきを抑えてしまうのは、有名なもので言うとジフェンヒドラミンやスポコラミンなどです。興味があったら薬の箱の裏の成分表示で確かめてみてくださいね。それが入っていたら眠くなります。

糸井　ぼくは風邪薬が苦手なのですけど、理由がわかりました。側坐核のはたらきを抑えてしまうのか。そういうことを知るのはおもしろいですねぇ。

池谷　はい。物質ひとつで人間の精神をコントロールできてしまうということが、おもしろい。そして怖い。精神の状態が変わってしまうのですから。

眠っているあいだに、考えが整理される

池谷　すべての動物はさまざまなバイオリズムを持っているんです。歩調のリズムとか、心臓の鼓動リズム、呼吸のリズム、まばたきの瞬目《しゅんぼく》リズム……はては、飯前にお腹《なか》が空《す》くとかも含めたさまざまなリズムがあります。いわゆるバイオリズムですね。秋になると食欲が増すなどといった長周期のリズムもたくさんありますよ。

オリンピック選手は四年に一度の大会に向けて、自分のすべてのバイオリズムのピークを合わせるコツを本能的に知っていると言われています。

その中でもいちばん有名なのはサーカディアンリズムという、一日のあいだの「寝て起きる」みたいなリズムです。睡眠のリズムがいかに脳にとって重要かはずいぶんと言われています。

海馬はもちろん起きている時にも十分活動しているんですけど、寝ているあいだにもすごく活動するのです。だからもう四六時中はたらいているんですけども、眠って

いるあいだには何をしているかと言うと、夢をつくり出しています。

糸井　海馬が夢をつくり出すんですか？

池谷　厳密に言うと海馬を含めた脳全体が関与していますが、海馬は「今まで見てきた記憶の断片を脳の中から引き出して夢をつくりあげる」という役割を担《にな》っています。

夢というとどうしても幻想的なイメージがありますけれど、実際はそんなことはありません。ネズミで実験してみるとわかります。その日にあったことが、たいていその直後の夢の中で思い出されているんですね。海馬の神経に電極を埋めてネズミを眠らせると、起きていた時にはたらいていた神経細胞が、夢の中でも反応している……つまり、その日にあった出来事をくりかえしているんです。

朝起きて憶《おぼ》えていられる夢は一％もない、と言われるぐらいです。もし憶えていたら夢と現実の区別がつかなくなって、生活が送れなくなる危険性があるのです。しかも夢というのは、記憶の断片をでたらめに組み合わせていく作業です。ぜんぶを憶えていたら、前後の区別のつかない人間になってしまう。

糸井　夢のあいだに起きていた時の記憶を引き出して、海馬はいったい何をしているんですか？

池谷　情報を整理しています。睡眠は、きちんと整理整頓《せいとん》できた情報をしっかりと記憶しようという、取捨選択の重要なプロセスなのです。だから「夢を見ない」というか「眠らない」ということは、海馬に情報を整理する猶予《ゆうよ》を与えないことになります。つまり、その日に起きた出来事を整理して記憶できなくなってしまう。

　ですから、睡眠時間は最低でも六時間ぐらいは要ると言われています。もちろん個人差はあるのですが、六時間以下の睡眠だと脳の成績がすごく落ちるということは、ここ二年ぐらいのあいだに科学的な証明がなされました。

糸井　睡眠が足りないということは、海馬に情報整理の仕事をさせる時間を与えないということかぁ。徹夜続きで頭を使っているつもりになっていても、それは長い目で見たら、行き詰まりに向かって突進しているようなものですね。気をつけよう。

池谷　毎日のリズムを崩すことが海馬に非常に悪影響を与えることもわかってきました。時差ボケのような状況に陥ると、ストレスで海馬の神経細胞が死んでしまうという実験結果が出たんです。ある航空会社では、その実験が報告されてから「客室乗務員のスケジュールを一から見直そう」という動きに出たそうですよ。客室乗務員はそれこそ常に生活リズムを崩すような生活になっているのだけれども、やはりリズムを守れるように、と。

海馬を殺さず、なおかつ海馬を眠っているあいだに活動させるということは大切だと思います。

糸井　航空会社も、サービスに支障をきたすから「スケジュールを見直す」という判断をくだしたのですね。

池谷　ええ。海馬がだめになっちゃったら、活躍できませんから。

糸井　眠っているあいだ、海馬はどうやって記憶を整理するのですか？

池谷　海馬の神経細胞はぜんぶで一〇〇〇万ぐらいありますが、それに仮に一、二、三、四……と番号を振ったとします。今ぼくは二番と五番を使って話しているとしますよね。そうしたら今夜寝ているあいだには、「朝は一番を使ったなぁ。夜中には四番を使っていたな、夕方には二番と五番を同時に使って糸井さんと話をしていたよな」と思い出しながら、急に二番と四番をつなげたり、二番と一番をつなげたり……新しい組み合わせをつくり出してみるんです。それで整合性が取れるかどうかを検証しているようなのです。そのあいだに眠っている必要がなぜあるかと言うと、外界をシャットアウトして、余分な情報が入ってこないようにして、脳の中だけで正しく整合性を保つためです。

糸井　それって、すごく大事なことですね。眠ること自体も大事な仕事として位置づけるのが、これからの課題ですね。

池谷　ええ。「どんなに忙しくても、睡眠を取らなければいけない」という事実が、すごいなぁと思いますよ。人生七五年で平均七時間睡眠だったとしても、二二年近く眠っていることになります。

やりたいことに追われている人にとっては、一見すごくムダな時間に見えるけれども、睡眠がないと人間がダメになってしまう。強引に睡眠を奪ったとしたら、海馬は記憶の整理整頓を、今度は起きているあいだにはじめるんです……つまり幻覚が見えることになります。

糸井　幻覚で夢の代用をさせるほど、夢は大事だということでしょう。何か、いろんなことを考え直さなきゃなぁ。

池谷　眠っているあいだに海馬が情報を整理することをレミネセンス（追憶）といいます。これはとてもおもしろい現象で、たとえばずっと勉強していて「わからなかったなぁ」と思っていたのに、ある時急に目からウロコが落ちるようにわかる場合がありませんか？　それはレミネセンスが作用している場合が多いのです。ピアノの練習をいくらしても弾けなかった曲を、次の日にすらすらできてしまったり。

糸井　あれは脳が夜、情報のつなぎ換えをしているうちに、できるようになったのですか？

池谷　そうです。

糸井　眠っているあいだに、ずいぶん高度なことをやっていますね。

池谷　はい。しかも、それは脳に任せておけばいい作業なんです。ぼくたちがしなければいけないことは、「ただ、眠るだけ」。

だから、このレミネセンスを生かすには、眠る前に一通り仕事をやってみるという工夫があるといいでしょう。そうすると、眠っているあいだに脳が無意識のうちに考えてくれるので、仕事もよりはかどると言うか。たとえば、仕事の〆切《しめきり》がまだまだ先であっても、早めに書類などに目を通しておくということは、とても重要な姿勢だと思います。

ちなみに、夢を見る刺激を与える物質も、さきほどやる気を与える物質と言ったアセチルコリンなんです。ですから風邪薬のようなアセチルコリンを抑えるものを飲むと、情報が整理できない睡眠になってしまいます。

糸井　自然な睡眠でないと、いわば質の悪い睡眠ということになるわけだ。

池谷　はい。……もちろん、アセチルコリンを抑えるのを怖がりすぎて風邪がひどくなっちゃったら本末転倒ですから、薬は飲んだほうがよいのですが、「明日は勝負だ」

という時には慎重になったほうがいい、ということですね。

糸井 みんなに教えてあげたいなぁ。眠れ、と。

酸化防止剤は老化防止剤

糸井　ぼくは、カート・ヴォネガットという作家が好きなんですけど、彼の書いた小説の登場人物が、「世界は酸化していく歴史である。あらゆるものは酸化していく」と言っていて、それがおもしろかったのです。確かにそんな気もするなぁと思ってずっと頭の隅で憶えていました。なんか、酸化するってことに、妙な興味を抱くようになったんですね。

その気持ちを持ちながら別の本を読んでいたら、

「今ある地球上の酸素が濃くなったら、呼吸がラクになると思いますか？　でも、酸素が濃くなると山火事だらけになります」

と書いてあったことを読み、なるほどなぁと思いました。

つまり、今の環境の状態に合わせて世界が安定しているんですよね。

池谷　今の世界に合わせて動物が生きている、というのはまさにそうです。

酸素が二〇％という状態に合わせて動物は進化してきたし、体温も三六度や三七度ぐらいでいちばん活発に生きるように適合しています。それよりも高いとすぐ死んでしまいますし、低いと活動ががくっと落ちますので。

外因的なものはあまり変えないほうがいいというのも、そういうところから見ると、わかります。

糸井 なまものを冷蔵庫に入れておくと腐らないってことも、あれは「腐る速度を停滞させるもの」なんですよね。

池谷 はい。

糸井 腐らせる菌を不活発にさせる程度のことなのですよね。それを思うと、ただ長生きしたいだけなら不活発のほうがいいかなとか、想像は余計にはたらくわけなんですけれども……。

池谷 あはは。でも、ふつうは、活力を低下させてまで、長生きしたいとは思いませんよね。

酸化するというプロセスは、確かに「腐る」ということとほぼ同一です。人間も酸化するプロセスで年を取るのではないか、と提唱されているんですよ。

二年前に学会で発表されて、新聞にも大きく取りあげられたのですが、酸化防止剤は生物の寿命を伸ばすらしいです。

小さな虫で実験したそうなんですが、室温でも、虫に酸化防止剤を与えると、老化を防ぐ効果があったようです。もちろん、そのことでどこかに歪《ゆが》みが出てきてしまうかもしれませんけれど。

糸井　歪みを考えていたら実験できないし、「歪みがあっても、やってみたい」なんて人はいるかもしれない。

池谷　いると思いますよ。インフルエンザの予防接種なんかも、開発されはじめた頃には、そうとうな猛反発を食らっているわけです。そんなことを考えますと、もしかしたら、寿命が伸びたり、頭がよくなったりする薬が実用化されるのは、意外と早いのではないかとも思うんです。

糸井　ぼくもそう思う。能力の飛躍の「べき乗」のように、進歩は意外と早くやってくるのかもしれないから。

池谷さんは、将来痴呆《ちほう》についても研究していきたいとおっしゃいましたよね？

池谷　ええ。祖母が痴呆症だったので、それがきっかけで。

糸井　「なぜ、おばあちゃんはぼくのことを忘れてしまうのか？」と。

池谷　ええ。ふつうの人だったら、忘れられてしまって悲しむと思うんですが、ぼくはむしろ「なぜだろう。祖母の脳に何が起こっているんだろう」って不思議に感じたのです。

糸井　もしかしたら痴呆症が治るかもしれないという可能性についても、研究なさっているのですか。

池谷　はい、考えに入れています。

　痴呆とは神経細胞が死にすぎてしまう病気です。でも、死んでしまった神経細胞はもう二度と生き返らないから、痴呆を回復させることができる方法はふたつしかありません。つまり、生き残った細胞の「可塑性《かそせい》を高める」という方法と、もうひとつは、「生き残っている細胞を死なないようにさせる」という方法です。

　試験管の中の神経細胞を見ていると、培養していてもどんどん減ってしまう。だけれども、「それにある薬をかけたら死ななくなった」というものが見つかれば、それが痴呆の薬になるだろうと考えています。

糸井　池谷さんから聞くとなるほどと思うけど、実際にそのように研究しているという話は、SF的にさえ思えてしまいますね。

池谷　今のところだけでも、死にゆく神経細胞をとめることのできる物質を、いくつか見つけています。今、いちばん死なないようにさせるのがさっき話題になった酸化防止剤なんですよ。Nアセチルシステインといって、アメリカでは栄養補助剤として薬局で売っています。

糸井　アルツハイマー型の痴呆だけにかぎらず？

池谷　細胞が死ぬ病気なら何でも、です。パーキンソン病は、手足の運動をつかさどる神経細胞が死んでいく病気ですし、ホーキング博士がなっているタイプの筋肉が固まってしまうALSという病気も、細胞が死んでしまうことで症状が出ますから、たぶん効くと思います。もともと人間の身体《からだ》には酸化防止機能が備わっていて、酸化を防止するたんぱく質があるのですが、それがはたらかなくなってしまうとALSになるのです。

酸化防止剤は肌の老化にも抜群の予防効果があるはずです。

ですから、酸化というのは、ある意味、人間にとっての永遠の課題と言いますか、常に触れている大気中の酸素との戦いは、人間の進化のテーマなのだろうと思います。

糸井　おもしろいなぁ。

やる気を出すコツはたくさんある

池谷　「やる気は側坐核《そくざかく》から生まれる」と言いましたが、そのやる気をいかに持続するかもとても重要になります。

糸井　一瞬のやる気なら、誰でもいくらでも出してるもんなぁ。

池谷　小さなコツとしては、「自分に対して報酬があると、やる気が出る」ということがありますが、内発的な達成感などもやる気を生み出します。

　達成感がA10神経という快楽に関わる神経を刺激して、ドーパミンという物質を出させ、やる気を維持させる。動物に「あるボタンを押すと、A10神経を刺激される」という実験器具を渡すと、もう、ご飯も食べないで死ぬまで押し続ける。それだけ快楽があるというわけですね。ちなみに、ぼくたちがふつうに「あの犬、かわいい」と言っている時でさえ、これは一種の快感ですから、このA10神経が刺激されています。

糸井　快感は何より大きなごほうびですものね。

池谷　達成感という快楽をいかに味わうかと言うと、「目標は大きく」ではなく、「目標は小刻みに」と心掛けるほうがうまくいくようです。もちろん、大きな目標を持つことは大切なのですが、「今日はここまでやろう」とか「一時間でこれをやろう」と、実行可能な目標を立てると、目標を達成するたびに快楽物質が出て、やる気を維持できます。

糸井　すぐ役に立つコツですね。目の前のニンジンが効果的なんですね。人間ってものをたいそうなもんだと思わないほうがいいね。

池谷　また、心理学の言葉で初頭《しょとう》効果と終末効果と呼ぶのですが、テスト時間内の最初と最後に能率があがるように、あることのはじめと終わりには仕事がはかどるんです。それを逆手に取ると、たとえば一時間何かをやるとしても、三〇分が二回あるんだと思うと、はじめと終わりが一回ずつ増えるから、よりはかどる……。脳との心理戦というか、脳をだますことによってアセチルコリンやドーパミンを出させるというのは、誰でもできることなんです。

糸井　脳をうまく活用するコツって、意外と多くあるのですね。そのひとつずつを、暗記しとかなきゃね（笑）。

池谷　ええ。自分に適した目標というのは、ほんとうに大事だと思います。いきなり高い目標を設定しても、なかなかクリアできません。

サルを使って実験をしている友だちがいるんですけど、彼は、サルにマルと楕円《だえん》の違いを教えこむ時には、最初からマルと楕円を区別させようとしても、ぜんぜん憶《おぼ》えてくれないと言っていました。マルが出たらレバーを押すようにしつけることだけなら簡単にできる。だけど、そのままだと、楕円が出た時にもレバーを押してしまいます。

この時にぼくの友だちがやったことは、中間の課題として、マルと三角を区別させるんですよ。それは区別がつくんですね。そして成功した時にエサを与えるというように訓練すると、いつしかマルと楕円を区別できるようになる。だんだんと微妙な違いがわかるようになるわけです。

つまり、自分が今どういうレベルにいるのかをわきまえていないと、非効率的にものごとを追求してしまう危険性があるんですね。一足飛びには無理なのだったら、まずは途中にあたる課題に取り組んだほうがうまくいきます。スモールステップアップと言いますか。

糸井　そのサル、まるで自分のことのようです。

池谷　しかも、学習の過程で、より多くのミスをしたサルのほうが将来的には記憶の定着率がいいのです。

　脳は、消去法のように、「ミスをした方向に再び進まないように次の道を選ぶ」という性質があります。三角なのにレバーを押してしまって罰を受けたら、これはむしろ脳にとっては飛躍のチャンスなんですね。「これは違うんだ」とわかった上で、次の道を選べるから。失敗をくりかえさないと、あまりかしこくならないです。

糸井　そのへんのことは、直感的にはみんなわかってますよね。でも、失敗を恐れちゃうんだよなぁ。コツとして考えれば、もっとラクになりますね。まだまだたくさんコツはありますか？

池谷　脳をはたらかせる細かいコツは、たくさんあります。ブドウ糖を吸収したほうがいいとか、コーヒーの香りが脳のはたらきを明晰《めいせき》にするということも言えます。あとはたとえば、前に言った「扁桃体《へんとうたい》と海馬《かいば》がお互いに関係し合っている」ということで言うと、扁桃体を活躍させると海馬も活躍します。

　扁桃体をいちばん活躍させる状況は、生命の危機状況です。だから、ちょっと部屋を寒くするとか、お腹《なか》をちょっと空《す》かせるという状態は、脳を余計に動かします。寒いのは、エサの欠乏する冬の到来のサインですし、お腹を空かせるのは直《じか》に飢えにつながりますから。

「腹が減っては戦はできぬ」と言いますが、確かに飢えていたら戦はできないけれど、少しはお腹が空いていたほうが、脳はよくはたらきます。扁桃体をはたらかせる卑近《ひきん》な例としては、「感情に絡《から》むエッチな連想をするとものごとを憶えやすい」ということがありますよね。

糸井　得意かもしれない、それ。

第三章のまとめ

一　記憶力を増す食べものは、あることはある

イチョウや茯苓《ブクリョウ》といった中国で生薬《しょうやく》に使うものは、神経細胞の可塑性を活性化させます。ただし、これらは多量に摂《と》らなければ効果が出ませんし、副作用も心配です。今のところ、効果があるものとしていちばんいいと思われるのは朝鮮人参《にんじん》です。お酒を飲む前に摂ると記憶が飛びにくいものとしては、サフランがあります。

二　やりはじめないと、やる気は出ない

やる気を生み出す場所は脳の側坐核にあり、そこの神経細胞が活動すればやる気が出るという仕組みです。刺激が与えられると活動する場所なので、「やる気がない場合でも、やりはじめるしかない」のです。やっているうちに側坐核が自己興奮してき

て、集中力が高まって気分が乗ってきます。「仕事をやる気がしないと思っても、実際にやりはじめてみる」というのはかなりいい方法でしょう。

三　寝ることで記憶が整理される

眠っているあいだに、脳は起きていたあいだの出来事をあれこれとつなぎ合わせて、新しい組み合わせをつくり出します。組み合わせた夢が現実と整合性が取れるかどうかを検証しているのです。睡眠は、「きちんと整理整頓《せいとん》できた情報をしっかりと記憶しよう」という、取捨選択の重要なプロセスなのです。眠らないということは、海馬に情報を整理する猶予《ゆうよ》を与えないことになります。

四　酸化することは腐ること

酸化するというプロセスは、腐るということとほぼ同一です。人間も酸化するプロセスで年を取るのではないかという説が提唱されています。酸化防止剤は、老化を防ぐ効果もあるようです。

五　失恋や失敗が人をかしこくする

実験をすると、ミスをしたサルのほうが記憶の定着率がいいのです。脳は消去法のように、「ミスをした方向に進まないことで道を選ぶ」という性質があります。間違えることは、脳にとっては飛躍のチャンスなのです。失敗や失恋が人をかしこくさせるのは、このせいです。

六　生命の危機が脳をはたらかせる

扁桃体や海馬をいちばん活躍させる状況は、生命の危機状況です。ちょっと部屋を寒くするとか、お腹をちょっと空かせるという状態は、脳を余計に動かします。寒いのは冬に入りエサの捕れない時期になるしるしですし、お腹を空かせるのは直に飢えにつながりますから。

第四章　やりすぎが天才をつくる

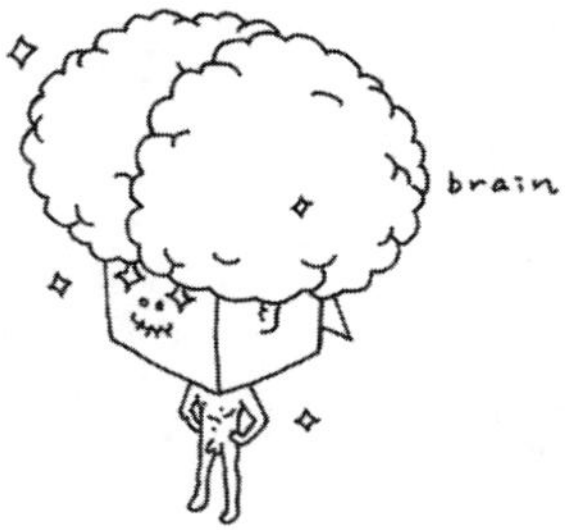

第四章のはじめに

やってみなければわからず、やってみたことではじめてノウハウとして会得《えとく》できるものを、この対談では「経験メモリー」（ふつうは「方法記憶」「ＨＯＷの記憶」と言います）と呼んで注目してきました。

実際にやってみることをくりかえすと、経験メモリーを獲得できる。経験メモリーを得れば得るほど飛躍的に能力は高まり（しかも、能力の上昇していく勢いは、二の何乗という飛躍的な割合）、何歳になっても脳の海馬《かいば》は大きく発達していく。そのような流れで進んできた池谷さんと糸井さんとの会話は、この最終章でクライマックスを迎えます。

「やりすぎが天才をつくる」というタイトルに、驚いた人もいるのではないでしょうか。「この本は天才になる方法が書かれているの？」「誰でも天才になれるというようないい加減なことを扱っているの？」と思った方もいるかもしれません。

条件（留保）がついていることに着目してください。この章では、こんなにも脳を使い尽くしてしまった人がいるのか、という天才たちを例に、「いかに脳を使う可能性がふんだんに残されているか」が示されていくのです。

センスや感性という言葉で表されるような知覚について、対談をしているふたりは、「個性は経験メモリーのパターンの組み合わせの差から生まれる」という視点で捉《とら》えます。「ここまででいいや」と思いこもうとするストッパーをはずし、脳に情報を洪水のように溢《あふ》れさせると、人はどこまで行くことができ、何をすることができるのか。行き着いた先は、しあわせなのか。新しい視点とは、いったい何なのか。

小学校の頃は漢字テストで一〇〇点中二点を取っていたほど「勉強はできなかったですね」という池谷さんがあみだしたユニークな勉強の方法も語られますので、期待して読み進めてください。「言葉の呪《のろ》い」というおどろおどろしいキーワードに心をとめてこの本を読み終わると、もしかしたら、明日からのあなたの行動が変わるかもしれません。

一〇〇〇億の細胞からつながる相手を選ぶ

池谷　ネズミの脳の実験をしていると、いかに神経回路が精密に構築されているかに、心打たれます。一個の神経細胞は、他の神経細胞と連絡を取り合って回路をつくりあげるのですが、脳には一〇〇〇億個も細胞があります。その中から「これだ」という相手を選び出すのは、ほんとうにすごい確率なんですよ。

ぼくは独身なんですけれども、全世界六〇億人の半分が女性だとして、三〇億人の中で運命の人を見つけるのもすごく難しい、と身をもって感じています（笑）。

でも神経細胞は、一〇〇〇億の中から間違いなく相手を探せます。もし間違えてしまったら、もはや脳は脳として機能できなくなってしまうのです。

糸井　女の人のたとえにすると、すごいことだってわかりますね。脳は、おそろしいことをやってるんだ！

池谷　脳の神経細胞は、人間がしばしばやるような「ただ、近くにいるからくっついた」というわけでもないのです。

糸井　（笑）

池谷　近くにある神経細胞に対しても、適切なターゲットでなければ、回路をつくらないようにできているんですね。脳がそれをどう選ぶのかは非常に興味があります。そのメカニズムを、今探しているんですけど。

それはちょっと、自分にとっても、いい相手を探す勉強になるかなぁと思って。

糸井　なりますよ、きっと。

池谷　研究、おもしろいんです。

糸井　そんなにおもしろかったら、研究、やめられないですよね。遠くても関係を結ぶっていうところも、今、じーんと来ました。

池谷　まかり間違って、適切ではない隣の細胞と手をつなごうとする神経細胞もいるのですけど、そういう「失敗したヤツ」は、殺されていきます。

糸井　うわぁ！

池谷　脳の細胞はどんどん死んでいくと言いましたが、若い時期にいちばん死ぬ。必要な神経細胞が死んでいくというよりも、神経回路をつくり損なった要らない神経細胞が死んでいくと言ったほうが正確でしょう。アポトーシスって言うんですけれども。

糸井　なんか、人間に引きつけて考えたくなっちゃうような話ですね。関係を持てないものは、死んでいく……「間引《まび》き」に、ちょっと似ている?

池谷　近いものがあります。

糸井　昔の人は、脳がそんな動きをしているなんて想像もつかなかっただろうなぁと、今ふと思いました。俺が昔の人だったら、きっと脳の中に「あいうえお」っていう文字を探していましたもの。

池谷　そうなんです。昔の人は、そういうことをひとつひとつやってきているんですよ。

あることを憶《おぼ》えさせたネズミの脳を取りだして、すりつぶして、もう一匹に飲ませたら記憶が移るかどうかという実験があるんですよ。二〇世紀中の実験です。

糸井　大昔のことじゃないんですね!

池谷　もっと昔は、ハートというか、心臓に心があると思って切り開いていました。「違う、脳だ」とわかったら、脳のどこにあるのかを調べるために、また脳を切り刻んで……それでも、心は出てこなかったんです。

糸井　うわぁ。今から考えるととんでもない実験を、ふつうにおこなっていたんだ。

池谷　でも、そういった試みは間違っていて、ほんとうは心とは「脳が活動している状態」のことなんですよね。だから、物体としては発見することができない。

糸井　それもまた、関係性の話ですね。

池谷　そうです。

受け手が主導権を握る

池谷　ぼくが興味を持っているのは、神経回路の道路がどうできていくかなんです。

糸井　的確な細胞どうしがつながる、ということを伺って、ちょっと訊《き》いてみたいことが出てきました。

ぼくは、あることを考える時に、たまに、わざと「違うだろうなぁ」と思えるものどうしをつなげてみて、違う連想を発見してみるんです。細胞の動きで、そういうことはないんですか？

池谷　そうするとどうなるかを、実は、ぼくも試してみたことがあるのです。去年の学会で発表したら大絶賛されたので、学術雑誌にも報告しました。糸井さんが、今おなじ発想をされたので、びっくりしましたよ。

糸井　どういう研究なんですか？

池谷　AとBという神経細胞があって、これがつながり合ってペアをつくるとしますよね？　Aから神経道路を伸ばしてBが受け入れてつながるとします。つまり、Aが情報の発信側で、Bが受け手だということです。そこに、Cという別の細胞を置いてみます。
　Aはもともと Bと結びつくわけだから、Cを近くに置いてみても、Cとは決して結びつきません。これはさっき言っていた、神経細胞はつねに正しい相手をきちんと探し出せるということの反映ですね。
　まずは、そういうのを確認した上で、「では、AはBがふたつある時にどういう動きをするのだろう？」と考えたんです。
糸井　おもしろい。その場合、ふたつのBはまったくおなじクローンのような細胞なんですよね。
池谷　ええ。そしたら、なんと、Aはそのふたつの Bに等しく結びついたのです。A男さんとB子さんと、たとえたほうがわかりやすいかもしれませんね。A男くんは、ふたりのB子に手を出したということです。二股《ふたまた》掛けです。
　そこで、AとBをあらかじめつなげて夫婦にしておいて、まだ誰ともつながっていない独身のBをそこに近づけたら、どうなるか？　……Aは、もうひとつのBにも手を出そうとします。A男は今の妻をキープして、新しいB子とも関係を持つのです。

A男くんは、浮気性だということです。しかし、逆にAとBの夫婦に、誰とも組んでいない独身のA男を近づけたら、どうなるかと言いますと、独身のAはBに手を出せないんです。A男くんは既婚者のB子ちゃんをモノにできないというわけですね。それで、はじめてわかったんです。神経細胞のつながるカギを握っているのは、つまり、Bなんですよ。

Aが情報の出し手、Bが受け手。そういう組み合わせでは、情報の受け手のほうが重要なんです。海馬の神経細胞にかぎっての実験ですけど。

糸井 なるほど。それって、ふだんのコミュニケーションもそうですよね。つまり、池谷さんが今何を言っていても、ぼくが聞こうとしなければ、おもしろい情報はぼくの心につながらない。

イニシアチブは、受け手が持ってるんですよね。プロポーズもプレゼンテーションも、何もかもぜんぶそうですよ。受け手にとっては「はい」って言うだけの仕事量なんだけど、その「はい」がすべてなんだよなぁ……。このこと、ぼくはもう、とんでもなく痛切で大きな問題だと考えています。コミュニケーションに関わることのすべての基礎中の基礎なんですけど、意外にみんな忘れてるけど。

池谷 そういうことが、ミクロの世界でもおこなわれていたという話です。

糸井　受け手のほうが主導権を握るというのは、とにかく重要。今、経済が行き詰まっているのだって、市場が冷えこんでいるからですし。

先生も、生徒が「わかった」って言ってくれないと関係が結べない……ということは、受け手としての磨かれ方が、コミュニケーションにおいてとても重要になるかもしれません。受け手が活発でありさえすれば、関係は築かれるのですから。

池谷　ただ、脳の場合は、受け手が頑張りすぎても、それはそれで不都合が起きるんですよ。さっきの話で、B子さんが頑張りすぎちゃうと、A男くんは一本だけ手をつなげばいいところを二本も手を握ってしまう場合があります。おなじ人に対して重婚の状態になる。それが「てんかん」です。

糸井　ああ、そういう過剰なコミュニケートもあるわけか。

センスは記憶

糸井　池谷さんが、ものを憶えることについて、「暗記メモリー（WHATの記憶）」と「経験メモリー（HOWの記憶）」というようにふたつに分けていたことを、すごく「いいなぁ」と思いました。

言われてみると当然なのですけれども、それを聞くと、何かを考えることについても「HOWの記憶の組み合わせなんだ」と見ることができますよね。

クリエイティブな仕事をそういう視点で見ると、おもしろいんじゃないかなぁと思います。「名人の極意」だとか、クリエイティブだと言われているようなこと全般が、「実はHOWの記憶の組み合わせでできている」というか、クリエイティビティも、一種のテクノロジーなんだと考えられますから。

つまり、「このすばらしい感性は伝えられない」なんていう事態は、そんなにないように思えてきたんです。非常に個性的だとか特殊だと思われてきたクリエイティブな能力だって、もっと人に伝えたり教えたりすることができる。そう思うと、将来を明るく見ることができるのではないでしょうか。

池谷　創造性はテクノロジーだ、というのはいい表現ですね。まさにそうなんだと思います。

糸井　あの人のクリエイティビティには根本的に追いつけない、と考えるよりも、「経験メモリー（ＨＯＷの記憶）として学ぶことができるんだ」と思うほうが、若い人たちは自信を持って打ちこめますよね？

池谷　ええ。習得できます。人間の認識は、感性も含めて記憶の組み合わせですから。……記憶が組み合わせでできていることを証明するひとつの実験について、お話をします。

たとえば、ニンジンを見ている時に反応する神経細胞というのが、脳の中にはあるのです。サルの脳に電極を刺して、その「ニンジンを見た時に反応する神経細胞」を探した人がいます。彼はその発見でノーベル賞を取ったのですが。

糸井　そんな微細なものを、探せるんですか？　「これは、ニンジンじゃなかったな」とくりかえさないといけないいんでしょう？

池谷　ええ。ひとつずつ探します。しかも一日数個の神経細胞しか調べられない。

糸井 （笑）

池谷 それを何年もかけて探すんですね。ただ、調べるのはニンジンに対する反応だけではありませんでしたから、あらかじめ決めた範囲のものを見せて、「この細胞は何に反応したのか」とひたすら見ていけばいいわけです。

糸井 どっちにしても、体力の要る実験ですね。

池谷 「ニンジンに反応する神経があるんだ」とわかっただけでもノーベル賞ものの発見だったんですけれども、話はさらにその先に続くんです。

ニンジンに反応する細胞がひとつあり、コーヒーに反応する細胞がひとつあり、と それを続けていくと矛盾が発生するんです。脳の神経の中に、そのような「物質を見て反応する細胞」は数十万から数百万個しかない。だけど、世の中にモノはもっとたくさん存在していますよね？ これは大きなジレンマです。

同時に、そのニンジンを把握する細胞が死んでしまったら、その人は一生ニンジンが理解できなくなるのか？ という素朴な疑問も出てきました。

「かぎられた神経細胞の中で、無限にあるものをどのように把握するのか？」

ということが、新しいテーマになったのです。

それを解く鍵《かぎ》は、ニンジンに反応する神経に着目して、さらに実験を進めることにありました。サルのある神経細胞がニンジンを見て反応した時、同時に、ほかのいくつかの神経細胞もニンジンを見て反応していたのです。つまり、ニンジンに反応する神経は、複数あるということがわかってきたのです。

糸井 あ、組み合わせなんだ。

池谷 そうです！ ですから、別の視点で言えば、「ニンジンに反応する細胞に、ニンジン以外のものを見せても反応するかどうかを探す」

という新しい実験が出たんですね。そして、ニンジンに反応した細胞は実際に、ニンジン以外のいくつかのものにも反応したんです。

それでは、それらの反応の共通点は何か、ということになるわけです。そして、いくつもいくつもムダなところを削っていくと、ニンジンという図形のある特徴が浮かびあがってくるんです。

その結果を示したのが、この図（図24）なんですよ。

糸井 ノーベル賞の続きの実験、というところがおもしろい。

池谷 そういえば、この実験をした人はまだノーベル賞もらってませんね。この図にあるように、パイナップルの葉っぱに反応した神経細胞というのは、最終的には、星

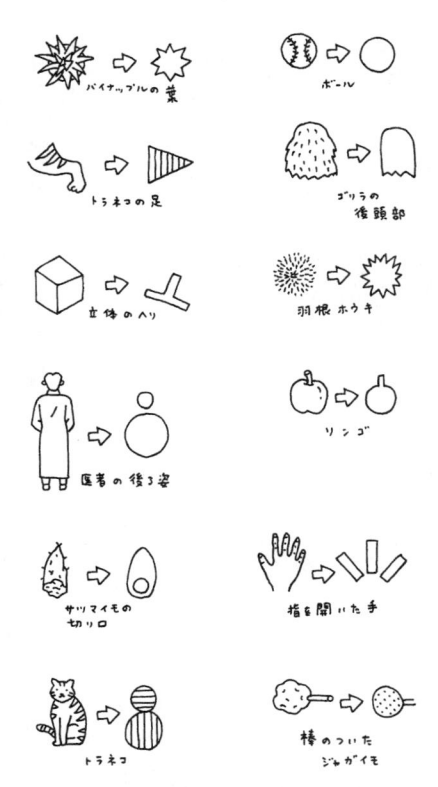

図24　サルの脳（下側頭葉皮質）の神経細胞が反応する図形特徴。ひとつひとつの神経細胞が最も強く反応した物体の像を矢印の左に、その反応に必要不可欠だった図形特徴を矢印の右に表している。神経細胞の反応を記録しながら左の物体像を徐々に単純化することにより、右の図形特徴を決めた。
図版の転載許可を受け改変。　　　　図版提供：理化学研究所・田中啓治氏

印のようなものがありさえすれば反応する、ということなのです。
ボールに反応した神経細胞は、最終的にはこのかたちに反応したとか。どれも、驚くべきかたちに反応していますよね？

糸井 はい。

池谷 トラネコに反応したものは、並んだ円に縞《しま》模様を入れたもの。この縦と横の縞模様が逆になったらダメなんです。こうして実験を続けていくうちに、抽出された図形パターンは、ぜんぶで約五〇〇パターンだと集約されました。見つかった基本パターンが五〇〇パターンあったということです。
つまり、ニンジンというものを把握する時に、「いくつかのパターンを組み合わせて、ニンジンを脳の中でかたちづくる」と推測できるわけです。

糸井 ええ。ニンジンだけどカブっぽいかたちだとか、いろいろな誤差は、組み合わせないと判断できませんよね。

池谷 図形パターンAとBとCと……と組み合わせて、はじめてニンジンが想定されるわけだし、ほかのものを見た時には、また違う情報がいくつか組み合わされて、ものを認識します。
そう考えると、今見つかっている五〇〇パターンだけでも、十分にたくさんのものを認識できることになります。その中から適当に一〇個組み合わせるだけでも、一〇の二〇乗ぐらい……ゼロが二〇個あるぐらいの膨大な組み合わせをつくることができます。だからこそ、天文学的な数の世の中の物体を認識できるわけです。

糸井　何か言語学の研究なんかに近いイメージだなぁ。認識に個人差があるのも、パターンの組み合わせが違うからなんだ、というのがわかりますね。個性は記憶の差から生まれると言いますか。

池谷　そうなんですよ。

頑固が頭を悪くする

糸井　人の顔を見るにしても、人それぞれによって、見る時に重視する箇所が違っていますね。テレビを見ていて「あの人に似てるね」と言っても「いや、似てないよ」と言われる場合は、きっと認識し反応する場所が違うからかもしれない。

　公約数的なパターンの組み合わせが上手につかめる人は、似顔絵が上手だとか、そういうことなんですか？

池谷　そうなんです。ぼくがこの実験の話を通して言いたかったのは、まさにそのことなんですね。つまり、芸術を見る目にしてもそうでしょう。

　プロのモダンバレエの選手がモダンバレエを見る視点と、ぼくがモダンバレエを見る視点とは明らかに違うと思うのですが、目の前に上演されているものはおなじですよね。

　おなじ視覚情報が入ってくるにも拘《かかわ》らず、認識するためのパターンの組み合わせが違う。だからそれぞれの人の見方に個性が出るわけだし、創造性が生まれる。
そう思うと、日常生活においていかに新しい視点を加えることが大切かということがわかります。新たなパターンをひとつ入れるだけで、統計学的に言ってかなり認識の組み合わせ数が増えますから。
「認識を豊富にしてネットワークを密にしていく」ということがクリエイティブな仕事というものに近づいていくヒントかな、と思いました。

糸井　それって頭をよくする方法でもありますね。

池谷　そうなんです。

糸井　発想力や創造力と言われるものは、脳を研究していくと、記憶力の話になるんですね。新しい記憶の体系をつくることが、クリエイティビティなのか。

池谷　そういうことですね。ひとつ認識パターンが増えると、組み合わせは飛躍的に増えます。

糸井　おもしろいです。

池谷　ええ。逆に、ひとつ認識を追加したために、さきほどの牛の絵のように牛以外には見られなくなってしまう場合もありますけれど。

糸井　今の話を伺っていると、人はどこかで、「様式的な意味だけでは満足しないぞ」

と思っていたら、認識のパターンが増える可能性が高まるでしょうね。つまり、牛だと思って見ていたら、他のものに見ようとするチャンスが減ってしまうから。

池谷　それを、ものを見る時の「余裕」と呼ぶのだと思います。

糸井　余裕とか遊びだとかが大事だというのは、見事にそういう意味ですね。ものを別の角度から見るのがいかに大切かもあらためてよくわかりました。

確かに、ひとつの話題についておなじことばかり言っている人間を見ると、ほんとうにつまらないし、創造性も感じないもの。

池谷　そうなんですよ。そういうことはコンピュータで十分。

糸井　ゆとり、余裕、遊びかぁ。

池谷　つまり、新しい認識方法を受け入れるためのスペースが必要ですよね。いっぱいいっぱいになっていると可塑性《かそせい》は生まれませんから。

糸井　頑固になるというのは、可塑性がなくなること。

池谷　可塑性の権利を放棄してますから、もったいないです。

糸井　ひとつだけの見方にとらわれないで、絶えず新しい組み合わせを探そうとするのは、いつでも生きていく動機が増えるということでもある……とにかく、頑固はかないまへん、ですよね。

池谷　頑固ということこそ、「頭の悪い人」の定義のひとつかもしれません。

糸井　ぼくは小さい頃から、頑固な先生に怒られ続けて、もう泣きそうになって生きてきたんだから。

「余計なことを言うな！」とか、よく言われて。当時は「余計なことじゃないんです。視点の組み合わせをひとつ増やしました」とは、反論できなかったですから。

学校だけじゃなくて、塾でも「あなた来なくていい」って言われたのは、せつなかった。

池谷　わははは。

糸井　今の時代だから、この対談も寄り道しながら、話をいろいろな方向に飛ばしても受け入れられるんですけど、ひと昔前に、知的な学者が目の前にいるのにぼくがこんなふうな聞き方をしていたら、きっとクビでしたよ。

でも、編集者が想定している枠におさまるような、予定通りの対談になるくらいなら、「編集者がそういう本を書けばいい」というだけです。予定以上のものを出したいから、ふたりで素材を出し合った場所から生まれるものを、探している。

池谷　ええ。ぼくもこの対談をやっていて、そういうところがおもしろいなぁと思っています。編集者の予定通りにするのだったら、それ以上にも以下にもならないから、新しく出版する必要がないですよね。糸井さんがおっしゃるような不確定要素をたのしむ余裕というか、多様性というのは、もっと礼賛《らいさん》されていいかなあと思います。

糸井 多様性がないと、お笑いも何もありえないですし。

ダジャレにしても、発音がおなじだけで意味がぜんぜん違うということがたのしいわけで、その倒錯をたのしめるというのは、受け手の余裕があってはじめて生まれるものですよね。

子どもって、無意識でダジャレを言うじゃないですか。「カレーはかれえ」とか。まだ、固定された意味の対応があまりないから、つい言っちゃうんでしょうね。

池谷 子どもってダジャレ得意ですよね。子どもがいちばん、おやじギャグを言っているんじゃないかなぁとさえ思う。

糸井 大人にもそういうのがないと、少なくとも表現の世界では何もできないですよね。絵を描く時にだって、影をつくるかつくらないかを誰かが理論的に発見したわけじゃないでしょう？

池谷 浮世絵には影がないです。

糸井 日本には影を描く歴史がなかったんです。歴史のどこかで、誰かが影を描くことに気づいて「あ、言われてみればその通りだな」っていって、表現手段が変わるわけですよね。表現も、そういうことの連続だと思うんです。

池谷 西洋でも、ルネッサンス以前の古い歴史の中では、かなり長いあいだ、影がなかったですね。

糸井 しかももともと、宗教的な偶像としてのイコンから芸術作品としての絵画に移り変わる時に、絵を描くことの意味がまったく変わったことも発見でしょうね。音楽も絵も、もとは宗教的な供《そな》えものみたいにつくられていただろうから。

池谷 作曲という考え方が出て、創造性が語られ出すのは、ここ二百年以内の話ですし。

モーツァルトでIQがあがる

池谷 「何かルールがあって、それから逸脱《いつだつ》するからおもしろい」ということがありますね。ベートーヴェンが交響曲に合唱を入れたのは、ほんとうに傑作だと思うんです。

あれも、もともと交響曲には歌を入れないという暗黙の規則があるのに、その枠組みを壊して人の声を入れようとしたから、おもしろくなった。ベートーヴェンって、けっこう生涯に渡って「アイデアもの」なんですよね。

糸井 だからなのか、高尚なものじゃないというか、ベートーヴェンって「下に見られがち」じゃないですか。

池谷 モーツァルトなんかに比べるとそうですね。モーツァルトは高尚なイメージがある。実際のモーツァルトは下品で、ベートーヴェンのほうがちゃんとした人にあこがれながらも悩む人間だったんですけどね。遺書を書いたり、老いの問題で悩んだり。

モーツァルトはベートーヴェンの逆で、枠組みやルールの新しい発見はほとんどしていないんですよ。決められた枠の中で、才能を発揮することにかけていちばん優れていたという人です。

糸井　ベートーヴェンで思い出したんだけど、ぼくが昔、下宿が一緒だったカメラマンの友だちがいて、妙にベートーヴェンファンで……酒を飲むと、指揮をはじめてた。

池谷　あらら（笑）。

糸井　ちょっと、つらかった。

その人、下宿にはモノがあまりないのに、ベートーヴェンのデスマスクとか、持ってるんです……デスマスクを見て、ぼくが「そんなふうに石膏《せっこう》をかぶせて息をとめられたら、ベートーヴェンだって死ぬよなぁ」ってからかったら、ほんとうに嫌な顔をしてましたね。悪かったなぁ。

池谷　ハハハ。

モーツァルトと言えば、モーツァルト効果というものがあります。

糸井　それは何ですか？

池谷　ラウシャーというアメリカの博士が、一〇年前に「モーツァルトを聴くとＩＱが八から九も上がる」というデータを『Nature』という権威ある雑誌で発表したんです。おもしろいことに、モーツァルトじゃないと、ＩＱ上昇の効果がないんですよ。バッハだったら多少効果があるけど、ベートーヴェンやショパンではぜんぜん効果がない。だから「モーツァルト効果」と呼ばれました。

当時話題になったのは、『二台のピアノのためのソナタニ長調K.四四八』という曲です。ただ、効果は決して長続きはしなくて、聴いたあと三〇分から一時間ぐらいで消えてしまうんです。なぜＩＱが上がるのかも理由がわからない。不思議なものです。

糸井　そういうことを調べている人がいるのがおもしろいですね。

天才とは、やりすぎてしまう人？

糸井　最近はアンプやスピーカーが良くなって、音の再現能力が高くなっているじゃないですか。あれは、明らかに人間に大きな影響を与えているような気がします。

昔はラジオから漏れ聴くような音で、音の分離が悪いから、「ギターを弾こう」と思ってお手本にあたるものを聴いていても、あまり参考にならなかった。

今のスピーカーで聴くと、頭の中がクリアーになると言うか。これは、かなり音に対する考えを変えただろうなぁと思います。つまり、昔の人は、どうしても音楽の聴き方として、意味にとらわれちゃうんです。主旋律ばかりを聴こうとして、サウンドを聴かない。

年寄りは「サウンドでたのしいぜ」っていうものにどうしても寛容になれないところがあるけど、おそらくそれは、ただ単に聴こえていなかったからでしょう。

みんなが同時に別のことをやっているという共同事業として音楽がたのしいんだ、

とわかるのは、ほんとに最近の優れたスピーカーが出てからですよ。
あとはナマで聴かないと、わからなかった。
機械が発達しただけで、音楽に対する意識のつながり方は明らかに複雑になったと思います。

池谷　ええ。人間が意識できないような音……超音波とか、把握できないぐらいに低周波数の音とかも今のマイクなら捉《とら》えられるから、その点でも昔と今とでは音楽の聴こえ方は変わったでしょう。

糸井　だから、音響機械の発達でぼくたちは頭がよくなったのかもしれない。少なくとも音の記憶は増えていますよね？

池谷　脳に対する刺激は増えているでしょう。技術が芸術に影響を与えるというのは、ほんとうに昔からそうです。バッハとかベートーヴェンは、新しい楽器ができるごとに音楽をつくっていましたし。

糸井　池谷さんたちが、道具の発見とともに研究成果を飛躍的に伸ばすみたいなものだ。

池谷　ええ。ベートーヴェンは、実際、新しいタイプのピアノができるとピアノ曲をまとめてつくるクセがあったんです。

糸井　ああ、わかるような気がします。今ベートーヴェンの話を聞きながら、ちょっと手塚治虫《てづかおさむ》さんを思い浮かべていました。手塚さんの「脳を使用し尽くした」という感じにベートーヴェンの必死さが重なったというか。

手塚さんは大御所《おおごしょ》になってもギャラを高くしなかったらしいんです。割安感のあるギャランティにしておいて、なるべくたくさんの雑誌に作品を発表するようにしてたらしいんですよ。期待の新人が現れるたびに、そいつと決闘するようなマンガを描くようなこともあったみたい……。とにかく必死なまでの仕事量なんですよ。

マンガ原稿を、生涯で一五万枚も描いたと言いますから、とんでもない話でしょう？　一冊二〇〇ページだとすると、七五〇冊分のマンガを描いたことになるわけで。読むのだけでもたいへんだよ、それは。

手塚治虫さんの書斎に固定カメラを据えて、ずーっと映している番組を観《み》たんだけど、ほんっとうに寝ないんです。ずーっと、マンガ描いてる。

撮影の終わる直前に人が訪ねて「いかがでした？」と言うと、もうずーっと眠っていないからヘトヘトなはずなのに、「やっぱり終わるとすっきりしますね。うれしいです」と、もう明るく爽《さわ》やかなコメントを言う。あれは、人間ができているとしか言いようがない。

「手塚さん、まだ仕事あるんですよね」

「ええ、これ終わったら次の作品があるんです」

……まだやるのかよ！　と思いました。とにかく、そういうことをきれいに明るく言うから、あれ観たら手塚さんを尊敬せざるをえなかったです。あの人の酷使した脳って、すごいでしょう。

「人間そこまでできるのかよ」ってタイプが、たまにいますよね。

こないだ、あるクリエイターの仕事話を聞いたことがあって、たまげたんです。そのクリエイターは、朝の九時に仕事場に来て、そのまま黙って仕事をして、朝の四時に帰宅するんだそうです。毎日。

池谷　仕事時間が長い！

糸井　だいたい、仕事以外の時間が五時間だよ⁉
二食ぶんのお弁当を持ってきていて、食事には一五分しかかけないそうです。昼に半分食べて、お腹《なか》が空《す》いたらもう半分食べる。あとはひたすら仕事をしているんだって。しかもその人は仕事をやりはじめてから二四年間、風邪はもちろん、あらゆる病気にかかったことがない……。熱も一度も出してないって聞いて「何だ、そりゃぁ！」と思った。お正月は一月二日からふつうに仕事場に来ていて、社員が風邪をひくと怒るんだそうです。

その人のつくるものは、確かに、ほんとうにものすごいんです。ただ、そのものすごさが、彼の周囲の死屍累々《ししるいるい》というか、過酷な仕事場の中から生まれてきているのだとは、ふつうわからないですよ。

手際《てぎわ》のよさや整理のうまさなんかじゃなくて、九時から四時まで仕事をせざるをえないぐらいの「強烈な動機の塊《かたまり》」みたいなものが、トップクリエイターの根っこにあるチカラなのかなぁ、と思うんです。やりすぎてしまった人が、天才なのだというか。

仕事をやりすぎちゃった人のオーラというか、ものすごい動機の塊から湧《わ》き出てしまう「名づけようもないすごさ」については、何か今、ちょっと話題にしておきたくって。

情報の捉えがたい洪水

糸井　隠していてもしょうがないから言ってしまうと、そのクリエイターって、実は宮崎駿《はやお》さんなんです。

『千と千尋《ちひろ》の神隠し』がベルリン映画祭でグランプリを取ったけれど、そこで表現された「絵」の分量、「絵」に込められた情報の分量が、とんでもなく多い映画だったんです。

実写で映像の情報量を増やす場合とちがって、アニメーションは描かないものは映らないわけです。しかし『千と千尋の神隠し』に、宮崎駿チームは、観客が見切れないほどたくさんの情報量を入れている。映画館の大画面であの映画を鑑賞した人たちは、描かれたもののすべてを見切れないでしょう。でも、そういう満腹になって食べ切れないほどの料理を、つくっていたんですよねぇ。あれ、二年間でつくれるようなものじゃないらしいです、ほんとは。でも、つくれたということは、その九時から四時までの活動の積み重ねがあったからなんですよね。
誰も宮崎さんのような仕事はできないとあきれられつつ尊敬されています。ただ、池谷さんと話をしている中からヒントを得たことで言うと、たとえば彼の仕事も、「そんなに情熱をかけて仕事ばかりしていると、毎日毎日脳が回路をつなぎ換えて、ほとんど無意識に考えていることまでも表現の中に取りこんでしまう。だから、ものすごい魅力のあるものができる」
というように、説明ができるような気がするんです。

池谷　宮崎さんなら、ほんとうに、脳の中の考えのつなぎ換えがものすごいたくさん起こっているんでしょう。

糸井　だからこそ、「受け手は、そんなことは気づかないよ」と思えるところまで表現し尽くしてしまう。つまり、情報の捉えがたい洪水みたいなものが、表現者の魅力の鍵《かぎ》なんじゃないかなぁと思いました。ナイアガラの滝を前にすると、ぜんぶ見えないからこそ迫力を感じるみたいな……。
そういう、「あんた、気がどうかしているんじゃないか？」と思えるような人のすごさって、実際にありますよ。先に例を挙げた手塚治虫さんにしても、「五年に一度ぐらい、精神がおかしくなりますね。仕事がマンネリというか、行き詰まって」って、とても爽やかな顔をして、平気でテレビの前で言える人です。昔の「徹子の部屋」でそんなようなことを言ってた。

池谷 「おかしくなるまで、やりすぎたんでしょう?」と突っこみを入れてしまいたくなる……。

糸井 きっと研究なんかでも、ちょっとそれに近いところがあるでしょうね。

池谷 はい。そういう研究室、あります。

糸井 ストッパーをはずしちゃった人の話をしていると、なんかスリリングでたのしいんだよなぁ。

だいたい現代って、整合性の高いことや構築しやすいものばかりじゃないですか。おなじようなものしかつくられないんですよ。秀才タイプは山ほどいるんだけど、新しい可能性や多様性が、見えてこない。

それに満足できない手塚さんとか宮崎さんみたいな、いきすぎた人が時々混ざるから、おもしろく感じるのかなぁ?

そういう人たちの動機とかやる気って、何なんでしょうねぇ。

池谷 偉業を成し遂げた人のエネルギーのすごさは逸話としてもたくさん残っていますよね。たとえば恋に対してもエネルギーが向けられるようですね。将軍や文豪。ナポレオンやゲーテなんかの例がよく出されます。

糸井　恋愛の場合だと、英雄と呼ばれる人たちは、お金や権力という恋愛の解決方法をふつうより余計に持っているんですよね。そういうことが、絡《から》んでくると思います。

池谷　それはきっと、そうですね。

糸井　男女の問題は、解決する要素が少ない。

たとえば、「世界一の貿易商になるぞ」と言った時には、まずこれをやるべきだという要素が無数にあるけれども、「彼女の心を射とめる」というのは、それに比べて具体的に解決するべき要素が少ないんですよ。ある意味、簡単とも言える。

「英雄、色を好む」な動きをしてしまう人は、そこを解決せずにはいられないんでしょうね。もしダメだったら、違う方向に目移りすればいいわけだから……。「愛のはたらき者」というか、ねぇ。たぶん、そういうことをやっている人は、反感を買うでしょうけど。ただ、なぁ、自分の中にもあるんだけど、機会があったら自分もしたいってことを、自由にやっている人に対しては、「嫉《ねた》み」ってものがあるからなぁ。

池谷　（笑）

糸井　「ふつうの人たちの許容量」をはるかに超えた大きさを、アメリカの大スターとかは、演出してでも出そうとしていますよね。

「何とかっていう大物俳優は、撮影所のいつも自分が停めている駐車スペースが空いてなかったら、停めてあったクルマを壊して自分のクルマを停めたんだって」とか。

アメリカのロックアーティストが来日した時に、ホテルのドアをベースギターでめちゃくちゃに叩《たた》き壊して帰っただとか、テレビをホテルの窓から落としただとか、そういう話はたくさんあるけど……だいたいが「演出」でしょう。

池谷　さきほどの「情報の捉えがたい洪水」を、実際ここにあるかのように見せようとした演出？

糸井　はい。「そんなことをするぐらいだから、ふつうの人間を超えた何かがあるんだろう」と思わせるパフォーマンスですよね。一般的な価値観を超えたところにオレはいるんだぜ、という表現。ある意味、株価を上げる経済活動と言えないこともない(笑)。人々の嫉みさえものりこえて、あきれられて、やがては尊敬されるほどの別次元を表現しちゃう。

池谷　プロレスラーみたいですね。

糸井　プロレスはその塊ですよね。リアルな法やら倫理やらの枠組みを無視したような表現の連続が魅力になってる。プロレスラーの発言を本気に取ったら警察は逮捕してますよね。「奴《やつ》を必ず殺してやる」とか予告しちゃうんだもん。「そこまでやってしまうすごさ」を出すための戦いがある。

画家のダリは、そういうことを、ものすごく意識的にやった人でしょう。ダリは、そうとう頭で考えて、行動をしていた人だと思う。だいたい、あんなヒゲを毎日つくるなんていうのは、それだけでもう仕事ですから。

きっと、注目がある高さまで行ってしまった時には、ちょっとしたひとつの行動が、非常に大きな変化をもたらすという点では、べき乗で変化していく脳の話と共通点があるなぁと思いました。

新しい観点を得ることのすごさ

糸井 モノポリーというボードゲームでは、ゲームの参加者どうしが交渉して物件の売買をすることが許されていますよね。

その時、「うまくなればなるほど交渉が不利になるなぁ」と思った時があるんです。つまり相手に警戒心や猜疑心《さいぎしん》を持たれやすくなる。「何やかんやうまいこと言ってるけど、結局あなたが勝つための交渉なんでしょう?」と思われやすい。

だから優勝したりして名前が知られてくると、損をするよなぁと感じていたのですが、ある時「これは得な状態でもあるんだ」とわかりました。

少なくとも、上級者の言うことはみんなが聞いてくれるようになるんです。「また、だまされるかも」と思いながらも、交渉の内容を一応は聞いてくれる。上級者の交渉はゲームの鍵になるから、何にも聞いてくれない状態で却下されることはまずなくなる。上級者の関係するコミュニケーションの量は多くなるんですね。

そうなると勝つチャンスも増えているんです、警戒もされるけれど。

池谷　なるほど。

糸井　モノポリーって、交渉をすればするほど交渉した二者だけが得をして、それ以外の人がちょっと損をする仕組みになっているんです。だから自分のほうがゲームが上手なら、交渉相手に少し得させる条件を出せば、それでも自分は十分に得をすることになる。

だから、いろいろな人と交渉をして交通量を増やすことが、勝つ機会を増やすことになる。それから、交通量を増やすことの意味が見えた。

池谷　糸井さんの交渉の話って、神経細胞の動きとおなじだなぁと思いました。ひとつの回路の交通量を増やす時に、脳は何をしているかと言うと、それがモノポリーの交渉とおなじなんです。

他につながっている回路の交通量を少しずつマイナスにして、つなげたい方向の交通量を増やす、というかたちで回路を抽出しているんですね。

まわりが少しずつ損をすることで、ひとつの回路がぼろ儲《もう》けをするという方法ですよ。

糸井　へぇ。おもしろいなぁ。

池谷　生物って、常に、「ちょっと増やしてちょっと減らせば、プラスマイナスでコントラストがすごくつく」というやり方を取っているんです。その仕組みはおもしろいなぁと感じます。

糸井　今の話、実生活に生かせそうだな。たとえばいろんな課題をたくさん抱えこみがちな人だとしたら、ＯＬさんでも学生さんでも、何かを「これはやらなくていいや」と思えたら、他の大事な部分に向けるエネルギーが増えて、燃費よく好きなことをやれると言えますね。

池谷　ええ。つまり、他のことへ向かう可能性を捨てれば特定のひとつのことに抜群に秀《ひい》でることができます。そういう潜在能力は、誰の脳にもありますから。

糸井　脳をあまり使わないままの一生を送る人と、もう手塚治虫《てづかおさむ》さんのように使い尽くす人と、その違いって、きっとほんのちょっとした道の枝分かれなんでしょうね。

池谷　そう思います。最初のちょっとしたきっかけで、脳を使いまくる人とそうではない人とが分かれていくと思うんです。

脳を使いまくるようになるきっかけは人によって違うでしょうから、ぼくがここで「こうしなさい」と言うことはできません。ただ少なくとも、「脳は使い尽くすことができる」と気づきさえすれば、どんな年齢であっても、脳を使い尽くすほうに枝分かれできるんです。それを認識するかしないかで、ずいぶん違うと思いますよ。

ある時にふと、「これおもしろいなぁ」と思って、自分の視点にひとつ新しいものが加われば、脳の中のパターン認識が飛躍的に増える……。それをくりかえせば、人の考えというのは驚くほどおもしろいものに発達するんです。

新しい視点を加えることは自分の努力でできるし、教えてもらったりして外部から影響を受けることでもできる。そのこと自体には、何にも難しいことはないというか、誰にでもできることだと思います。

糸井　うん。何歳になっても、新たな経験メモリーを加え続ければ脳はそこから「べき乗」で考えの組み合わせを増やせる。つまり、何歳になっても頭はよくなる。「今さら考えたってダメだ」と思っちゃもったいない。

漢字テストは一〇〇点中二点だった

糸井　雑誌の対談で池谷さんにはじめてお会いした時に、「東大薬学部に進学する時にも大学院に進学する時も、池谷さんは首席だったんですよ」と紹介されたんだけど、池谷さんは昔からよくできる子だったのですか？

池谷　小学生の時は、いつもビリから数えて何番目という程度でした。

糸井　え？

池谷　実際、ぼくは今でも九九ができないんです。当然、算数もあまり解けなかったです。

糸井　今、理科系なのに。

池谷　漢字も憶《おぼ》えなかったんですよ。漢字のテストの時のことはよく憶えてるなぁ。小学校六年ぐらいで、小学校で習うぜんぶの漢字の試験があったけど、ぼくが書けたのはふたつだけだった。

先生が「池谷はたった二点だ」って、みんなの前で答案用紙を見せて言いました。けど、それは別に悔しいことだとは思わなかったんです。

悔しいなぁと思ったのは、ぼくよりも点数の低いヤツがひとり現れた時なんです。先生が「何と、こいつは一点だ」って言ったので、あとでその人に答案を見せてもらったんです。彼が書けた唯一《ゆいいつ》の漢字は、何と「相談」だったんですよ。

相談っていう字は難しいですよね。「相談」はきっと高学年で学ぶ漢字だと思うんですが、ぼくの二点はものすごい低学年で習う簡単なものがふたつできただけ……「ぼくはこいつに負けた！」と思って、すごく悔しかったんです。そこではじめて悔しい思いをしました。

糸井　ハハハ。

そいつとの対決で負けてはじめて悔しがったんだ！

一点でも「相談」のほうが価値があった。

池谷　そうです。勉強できなくて悔しいと思ったことは、それまではぜんぜんなかったんですけど、あれは悔しかったです。

いまだにぼくは漢字がすごくできなくて、大学の講義で板書する時にも漢字をしょっちゅう間違えて、「ぼくの漢字の間違いを指摘するのをたのしみにしている学生」

がいっぱいいるんです。書き順もめちゃくちゃですし。

糸井　それもすごいエピソードだなぁ。小学校の頃、池谷さんは劣等感を抱いたりはしなかったんですか？

池谷　運動がわりと苦手だったので、その点については若干劣等感を感じましたけれど、勉強に対しては劣等感はなかったです。学校はたのしかったですし。

糸井　そういう毎日だったら、友だちには好かれたでしょうね。

池谷　そう言えば、あんまり嫌われなかったかも。敵もつくらなかったな？

糸井　だって、「勉強できないことに劣等感を持っていない」というだけで、気持ちがいいヤツだもんね。親から勉強しなさいとも言われなかったんですか？

池谷　先生には言われましたけれど、うちの親には生まれてから一度も勉強しろと言われたことがないんです。これ、ほんとです。うちの親は今でもそれを自慢気にぼくに話しますね。何が自慢なのかよくわかんないけど（笑）。

テストのたびに公式を導き出す

糸井　漢字テストで二点だった池谷さんは、その後どうなったのですか？
池谷　中学の時に、変わりました。
糸井　へぇー。それを聞きたいです。
池谷　ぼくは小学校の時に英語の塾にちょっとだけ通っていたんです。まぁ、その中でもすごくできなかったんですけど。
　だけど、中学に入ってはじめて「英語」という科目が学校の授業に登場します。塾に行っていなかった生徒にとって英語は「はじめてのもの」になります。
　自分はちょっとだけやっていましたから、英語の塾ではできがよくなくても、他の人より、少しできたんですよ。それがうれしかった。ぼくが変わったのはそこからです。
　小学校の頃には、

「九九ができないけど、どうしよう」
「漢字ができないけど、どうしよう」
と少しは感じましたが、悩みも焦《あせ》りもなく、別にどうもしないで済ませていたのですが、「もしかしたら対処できる方法があるかもしれない」ということが中学生になってはじめてわかりました。

糸井　よかったですね、英語の塾に行ってて。

池谷　よかったぁ。

その頃は経験メモリー（方法記憶）なんていう概念を知らなかったのですが、記憶力が弱くても何かをやった時の方法がわかっていれば、テストには十分に対処できることが実感としてわかりはじめました。

最小限のことだけを憶えれば、あとは理詰め（方法の組み合わせ）で導き出せばいいから。ぼくは数学の公式もほんとうに憶えないのですが、毎回毎回、試験のたびに公式を導き出していればいいわけなんです。導き出す方法はわかっているんですから。

糸井　公式を丸暗記しないで、一回ずつ導き出していたんだ？

池谷　はい。みんなそうしていると思っていたんだけど、あとで気づいたら、どうも違うみたいなんですよ。

糸井 それは、すごくいいことですね。方法を毎回たどるというのは、頭がよくなりそうな気がする。

池谷 毎回公式を導き出すから、丸暗記しているよりも試験で時間がかかってしまうのですが、でも、ある時気づいたんです。「公式を丸暗記してる人よりも、公式を導き出せる人のほうが、原理を知ってるから応用力があるんじゃないか？」って。

丸暗記していると、その範囲でしか公式を使えないですから。だからまぁ、私のやり方も、悪い方法じゃないなぁ、と思うようになっていったんです。

糸井 池谷さんが、暗記メモリーではなくて経験メモリーを研究したいと思う理由がわかった。……つまり、ご自分が経験メモリーを活用してやってきたからですよね？

池谷 ええ。勉強をはじめたのは中学校からだから、暗記の優位な時期は過ぎていて。

糸井 暗記には、遅かった。

池谷 ちょっと遅かったんです。丸暗記では明らかに不利なんですよ。

糸井 経験メモリーに頼らざるをえなかったのが、伸びる理由だったんだ……。

九九ができないと言うと、池谷さんって「九かける八」をどう計算するんですか？

池谷 九〇から九を二回（一八）引くと「七二」って出てきます。

糸井 今でもやってるんだ？

池谷　ええ。最近は電卓に頼っちゃうけど。

糸井　池谷さんが経験メモリーを異様に強調する理由は、ご自分がそれのみでこれまでやってきたからなんですね。「暗記メモリーがほとんどない」っていう。驚くべき話ですよねぇ。

池谷　人に話すと驚かれるということにある時から気づいて、むしろ自分のほうがびっくりしたんです。

糸井　自分では「みんな、そうしているんだろうな」ぐらいの気持ちだった？

池谷　はい。九九を八一個も暗記するより、ぼくの方法なら十倍することと二倍することと半分にすることの三つの方法だけでぜんぶできる。ぼくはぜんぜんものを憶えられませんから、方法を憶えるしかないんです。

糸井　池谷さんって、だからこそ、憶えるとか知識を増やすことの無意味さについて、自信を持って語れる人なんですよねぇ。だって、池谷さんに暗記メモリーは「ない」んだから。

自転車に乗るような経験メモリーは「こうやると、こうなる」というふうに血肉《けつにく》になっているから身についてるもんね。

ただ、小学校の頃の池谷さんのままで一生を過ごす人も、きっとたくさんいますよね。池谷さんが、経験メモリーで行けばいいんだと発見できた理由は何だと思いますか？

池谷 きっと、危機感じゃないでしょうか。中学になったぼくが勉強をしようと思っても、まったく土台がなかったので、どうしようかという危機感がすごくあったんです。

だから、方法を毎回思い出すというところに行き着かざるをえなかったんですけれども、たぶん危機感が強いか弱いかで、かなり違うんじゃないかと思います。危機感があるからこそ、何かに対処しなければいけないわけですから。

ひとつのものを試しにつくりあげてみて、それを一度壊すというのは、危機感がないと、人間はなかなかしないものだと思います。つくって壊してとくりかえす中で、新しい価値が生まれて、新しい方法が生まれて……という。

糸井 ちょっとマゾな人生ですね。

池谷 まさに、そうです。

糸井 ぼくも、昨日そんなこと言われたばかりなんです。

「人間は目標がないと頑張れないものだけど、糸井さんにはどうもそれがない。ただ、糸井さんが頑張るのは『このままだと、ダメになる』という時だけですね。その時には、人並み以上に一生懸命やりますね」

　とても親しい人に、そう言われました。確かにそうなんです。「百億円入るよ」って言われてもぜんぜん一生懸命になれないのに、「今持っているものがなくなるよ」って言われると急に頑張る。

池谷　あ、わかるような気がします。

糸井　その時に、「じゃあ、ぼく、一生つらいじゃないですか」って言ったんですけど。マゾな人生ですよね。

池谷　だけど、一生つらくなくて一生ラクなままだという人生って、たぶん、しあわせじゃないと思うんです。しあわせな人生っていうのは、きっと、ラクな人生じゃないんですよ。

糸井　そうかもしれない。天国のイメージって白くてフワフワしているだけだけど、地獄のイメージは、いつでもバラエティに富んでいますもんね。天国はラクで快適なだけで、変化に富んでいておもしろいのは地獄です。ちょっと、開き直ってるかなぁ。

問題をひとつずつ解くこと

糸井　しあわせなということで思い出したけど、ぼくの事務所で、年末で忙しくて忙しくて仕方ない時期に、とくに大きな出来事もなかったのに「なぜか多幸感に満たされた」っていうスタッフがいたんです。それは、ちょっとわかるような気がしました。

池谷　ランナーズハイみたいなやつですか？　世間は遊んでる時期に自分だけがものすごく忙しいと、不思議に心地よかったりするんですよね。

糸井　それも原因のひとつなんですけれど、解決のよろこびじゃないかと思ったんです。

　忙しい時って、解決すべきことが山ほどあるじゃないですか。山ほどある問題の中からひとつずつ潰《つぶ》していくから、忙しいと、解決していくものごとの数が増えると思うんですよ。

　解決するたびに小さな達成感が、連チャンでごほうびとして与えられる。もう、じゃんじゃん来いって高揚感がありますよ。

その逆に、問題を抱えこんで何も解決しないと、これはもう泣きますよ。「問題を背負うタイプ」の人だと、ぜんぶの問題をまとめて背負ってる。総重量いくらみたいな感じで、まとめて悩んでいたりするんです。そういう時の手伝い方って、「解決すべき問題を、ひとつずつ紙に書いてみようよ」というかたちで、ひとつずつにしていくんです。これ、自分でもよくやるんですけどね。

「ものすごく複雑なんです。もうダメです」みたいに言っていたことも、一〇個ぐらいの個別の問題を順に解けばいいだけなんですよね。

いっぺんに解決しようとしたら、手もつけられない。それが一個ずつだと、ひとつずつ解決のよろこびがプレゼントされていくんですね。

池谷　その場合、今お話に出た人は「ひとつずつ問題を解決していく」という方法に気づかなかったんですね。だから悩みすぎていた。ものを解決するための経験メモリーが養われていなかったのでしょう。

糸井　そうなんですよ。しかも、ひとつずつ解いていくというのは、一回でも実際に自分でやってみれば方法記憶として吸収しますよね。「まず、やってみろよ」っていうことって、ほんとうに大事。

池谷　ええ。

糸井　悩みを抱えこむ人は、受験秀才型だったりするんだよな。正解のわかっていることをカッコの中に書きこむのはすごい得意なんだけど……行き詰まると必ず今まで蓄えてある知識に走っちゃうんです。考え続けて立ちどまってしまう。

池谷　そうなっちゃうんでしょうね。自転車の乗り方を解説本でいくら読んでも、実際に乗れるようにならないのであって、何かをやる方法って「実際にやる」という経験によって培《つちか》われますよね。

糸井　経験メモリーは、実際に試した手順だけを憶《おぼ》えるものですから、実行してみたらその分だけ経験メモリーの貯金は増えるし、経験メモリーの貯金が増えたら、また次にやれることが増えるという、いい循環になります。

池谷　まさにそうなんです。

糸井　秀才って「エレガント」とかが好きなんだよな。でも、ぼくの偏見かもしれないけど「エレガント」って言葉の好きな人は、どうも机の上だけの活躍になるんです。泥くさいことを試しているヤツのほうが、解決する力を持っているような気がします。

池谷　ぼくは、見栄《みえ》を張ってエレガントに見せたい気持ちはあるんです。でも、実際にやっていることは泥くさいんですよ。

糸井　実験のためのネズミのエサやりも、そうだもの。

池谷　ハハハハハ。

九九の計算が、たった三つの要素に集約されるという方法を生むだけでも、ぼくは、実はすごく試行錯誤をしてしまったんです。

糸井　泥くさいことですよね。池谷さんの話を聞いていると、昔の人の言ったことってよくできていると思う。今の「悩みを一気に解決しようとしないで、ひとつずつ解決しろよ」ということにしても、お年寄りの言うようなタイプの話ですから。

ぼくは最近、『論語』だとか中国の古い本に興味があるんだけど、思想として読むわけじゃなくて、生きるための方法論としておもしろいなぁと思うんです。ものすごく痛い目にあった人が言ったことだから、とてもよくできているんですよ。若い時には、それがわからなかったけど。

池谷　なるほど。「論語読みの論語知らず」って言葉は「若さ」を言ってるのかもしれないですね。

糸井　この言葉があってよかったなっていうのが、古典とかことわざの中には山ほどある。それがすごいなぁと思います。「早起きは三文の得」なんていう年寄りの言うことだって、よくできた方法論だよなぁと思うんですよ。

池谷　ぼくは今も、その言葉の意味が実感としてはわからないです。ただ、子どもの頃は、もっとよくわかんなかったですね。今なら少しは「あ、そのことわざは、こういうことかな」と思える局面が出てきましたけど。

糸井　まず早起きをしてるってことで、人よりスタートが早い。ほら、やりはじめることで動機が生まれてくるっていうくらいですから。その分だけでも、まず「得」でしょう。それに、早起きができるくらいの意志があるわけだから、ものごとへの取り組み方が真剣。もちろん、太陽が出ていて明るいから、電気が要らないまま活動ができて効率もいい。夜中のうちの、みんなの落とし物とかもある……考えていくとどんどんおもしろい言葉だなぁと思えてくるんです。

ちなみに、池谷さんと話をしていていちばん思い起こされることわざは、「かわいい子には旅をさせよ」ですよね。このことわざには、つくづく、そうだよなぁと思わせるものがある。

言葉の呪《のろ》い

糸井　池谷さんは、受験勉強をたくさんして大学に入ったという思いはありますか？

池谷　最後の一年はしましたよ。暗記した量は人よりも明らかに少ないとはいえ、やはり受験には暗記した知識が要りましたので。

糸井　勉強のできた人って、今の池谷さんみたいに「勉強したから入ったんです」とか、すごく軽く言いますよね。「オレはあんまり勉強しなかったです」なんて言う人見たことない。

池谷　……うーん。何となく、勉強してきたことに対して誇りを持っているというのはありますよね。

糸井　誇り。その言葉、おもしろいです。

池谷　ぼくの場合は、ほとんどゼロに近いところからスタートして、そのかぎりにおいては少しは結果を残せたからです。勉強の仕方は、人とはずいぶん違ったと思いますけれども、勉強したこと自体には誇りを持っていると言いますか。

糸井　勉強が嫌にならない理由って、あるのですか？

池谷　最後の一年は、すごく嫌だったんですよ。ぼくは数学がいちばん得意だったんですけど、問題がぜんぶおなじに見えて嫌でした。

手を替え品を替えて問題を出しているつもりなのかもしれないけれども、方法論の点では、ぜんぶ一緒に見えてしまうんですね。

答えが出ることがあらかじめわかっているのに解かなければいけないのは、嫌でした。やっぱり、一問一五分とか三〇分とかかかるような難問も出てくるんですね。答えもわかるし、どう解けばいいのか頭の中ではわかっているのに、書く時間がかかる。

糸井　それで、嫌になっちゃうんだ。ふつうの受験生の数学の悩みとはずいぶん違うと思うんだけど、暗記でやっていないから、数学の問題がぜんぶ一緒に見えたんですか。

池谷　そうなのかもしれません。

糸井　確かに、問題の筋がひとつしかないのに、誰かがこねくり回して解きにくい穴をつくっているというのは、その試験問題をつくる心根《こころね》が嫌ですよねぇ（笑）。

池谷　はい。経験メモリー法で勉強をやってると、出題者の偏屈な考え方が見えてしまうという感じがしたこともあります。しかも、私の側も経験パターンを使って、当てはめて解くというだけのルーティーンワーク。そのたびに公式も導かないといけないし。面倒くさい（笑）。

糸井　その感想も、おもしろいですね。試験時間内に、公式を導く人だから……。たとえば、ぼくの高校時代と比べると、池谷さんの勉強への姿勢って、根本的なところで道が分かれているんですよ。

高校時代のぼくは明らかに、全授業時間が苦痛でしたから。

駆けっこなんかで「速く走ってほめられたら、もっと走る気にもなる」みたいなことが勉強にもあるのかなぁ。

池谷　やればできるという感触が自分に対するささやかな報酬になるというのは、確かにありました。

糸井　ちょっと、分かれた道がわかってきました。もしかしたら勉強が嫌いかどうかは、「本人が決める」のかもしれない。

「俺はできる子」「俺はできない子」って、どちらも自分で決めた時に決まっちゃったような気がしてきました。大人になってからでも、リーダーとそうじゃない人の差って、そういうものじゃないですか。

リーダーは、リーダーになったとたんに人が変わりますよね。あれもきっと、自分で決めるんですよ。「リーダーができる」と思うから、できるようになる。

池谷　「自分はリーダーなんだ」と決めた時からリーダーになるというのは、確かにそうですね。うちの研究室なんかでは「後輩ができたとたんに、人格が変わる」という例を何度も見たことがあります。中には思ってもいなかったような能力を発揮する人も出てきますし。

糸井　やはり、「はじめに言葉ありき」というか、自己認識に従って行動するんでしょうねぇ。

　宣言の強さについては、おそろしいぐらいに感じるところがあるんです。強い力で宣言すると、言葉が走っていって、新しい回路を潮流のように生み出してしまうというマジックがある、とぼくは感じています。

　その魔法は、可能性の原点でもあり、恐怖の源にもなるんですよ。まるで「言ったもん勝ち」みたいな。

池谷　ああ、わかります。

糸井　強い宣言には、理由はわからないままでも、納得させられるような説得力があるように思えます。

……だとすると、池谷さんにとっていちばんラッキーだったことは、きっと、九九ができなかった小学生時代に、「俺は馬鹿《ばか》だ」っていう言い方をしなかったことかもしれませんね。それは、ものすごく重要かもしれない。池谷さん、性格がよかった分得しましたね。

池谷　自分がバカかどうかは意識してなかったけど、自分がバカだと確信したことはないです。

糸井　つまり、「俺は馬鹿だから」っていう演歌みたいなセリフを言ったとたんに、すべての可能性が終わっちゃうんですね。

池谷　ああ、そうですね。言葉によって、自分をそこに固定したことになりますから。そう考えると、言葉ってすごく厄介なものでもあると思う。

糸井　「言っちゃうこと」のすごさかぁ……。

池谷　はい。それで世界観を固定しちゃいますから。

糸井　いいことを言うと、その通りになる。
　悪いことを言っても、その通りになる。
　いい意味でも悪い意味でも、言葉って呪いみたいなものです。

池谷　はい。

糸井 自分をバカだと思わないことは、子どもにかぎらずほんとうに大切ですね。
バカだと思い込んで固定してしまうとしたら、誰かと交わった時の情報交換も少なくなるから、自分にとって損になりますね。
それに、「お前は、わかっていないな」なんて子どもに言い続けないほうがいいよね。言葉の呪いがかかっちゃうから。

池谷 前に例に挙げた牛の絵のようですね。脳は、あるものをこうだと決めて考えてしまうと、そのように固定してしまう。あの絵を一度牛と認識してしまうと、牛以外には見えなくなってしまうのです。
脳は安定化したいという性質が強いので、自分があらかじめ言ったことに対しても、どんどん安定化していこうとするんでしょうね。

糸井 タレントさんが、どんどんキレイになるのと似てるね。自分とまわりが「キレイだ」と言うことで、脳が変わってくるのでしょう。

池谷 ホルモンの影響だけではなく、脳の活性の変化ですよね。目の輝きまで変わりますから。

糸井 長く生きていると「あの時は、あぶなかった」という経験を、たくさんするんですよ。だけど、ぼくは負けず嫌いじゃないけれども、何とかうまくかわしてきたところがあるのです。

今思えば、それはきっと、一度も、「ああ、もう終わりだ」みたいに、自分に対して言わなかったからだと思う。そういうことだけは、言いたくなかったから。

それがさっき池谷さんがおっしゃっていた「誇り」というものに、つながるかもしれない。自分の中に根拠を持っていないと、つらい時に、動機がもろくも崩れさりますもん。

結果ではなくプロセス

糸井　「誇り」って、いい言葉だなぁ。例えば、「世間での評価に拘《かかわ》らず、ぼくがかっこいいなぁと思う人」は、だいたい、どんなに謙虚であっても、「誇り」だけは持っているんですよ。

誇りの反対語って、何だろう？　卑屈でしょうか。……あ、卑屈な人間は誇りを持っている人が嫌いなんですよ。「そんなこと言ったってさぁ」って、すぐ言うもの。

池谷　さきほどの「英雄、色を好む」に対する嫉《ねた》みとかと関わってきますね。

糸井　つまり、嫉みって、頭の中につくられた世界観の安定のために出てくる？

池谷　そうかもしれない。

糸井　でも、池谷さんが可塑性《かそせい》を説明してくださったように、「世界はもともと可塑性でできているから、決まったかたちに安定なんてしていないものだ」と思うだけでも、嫉みとかってずっと減らせるはずなんですけれど。

池谷 はい。嫉みってつまり、可塑性というポテンシャルを持ちながらそれを発揮できないジレンマから来る、と考えると把握しやすくなりますね。
可塑性と安定化の天秤《てんびん》の両側を、うまく行き来できるということがいかに重要か、というのがありますね。可塑性だけで行ってしまうと、それはそれで考えものですから。

糸井 可塑性だけでも、だめなんだ？ ……可塑性だけだと、安定できずに忙しすぎるからですか？

池谷 忙しすぎるというのもありますが、可塑性のみだと核がなくなってしまいますよね。どんどん変わっていきすぎるということで、人格が崩壊してしまいますし。

糸井 イメージで言うと、「やりかけの仕事だけ」になっちゃうということか。俺がよく陥りがちなパターンだ。

池谷 人生においてやりかけのことだけが募《つの》ってくると、当然、誇りは生まれないだろうと思います。誇りを生むためには、ちょっとでも完成したものを残しておくというか、そうしないと、自信って出てこないですよね。

糸井 あぁ、その言葉、いただきます。
ぼくはずっと、誇りのない時期が続いていましたからねぇ。やりかけの仕事だらけという状態が人間というものだと、長く思っていたんです。人生の目的とかしあわせだとか、そういうことを考えること自体が不幸の素《もと》だと思っていて、そのへんのことを一切考えないまま走っていたから。

でも、ある時に、「あれ？」と感じたんです。

「自分にとって何が快適なのか」とか「しあわせとはどういうものか」というような、青少年が思うようなことを考えなければ、少なくとも「何がおもしろいのか？」もわからないんじゃないかと気づいたんです。気づいたのが四三歳とか四四歳の時ですから、ひどく晩生《おくて》なんですけど。

そういうことを考えはじめたら、ぼくとしては、逆にたのしくなってきたんです。「人生の目的というようなものが、あったらずいぶんいいなぁ」と思ったから。

机の上で考えこむタイプの若い頃の思想とかではなくて、自分のボディと自分の世界観とがはじめてジョイントしたから、おもしろかったんです。

池谷 それは、すごい高次元な「つながりの発見」だと思います。

糸井 ちょうどその時期にインターネットもはじめたんです。

自分の考えの発信はするけれども、難しい言葉でまとめなければいけないのなら、それはほんとうに思っていることではないかもしれないので、言わないようにしました。

　逆に、ほんとうに思っていることは、どれだけ言えるのかを試すつもりで、未完成なら未完成なままでもいいから、つとめて書こうとしています。

　おかげで、「やりかけに見えるけれどもここまでは考えた」という軌跡はぜんぶ残るので、あとでつながる。

池谷　考えた結果ではなくて、考えのプロセスをアウトプットしようとしているんですね。

糸井　はい。インターネットがなかったら、考え途中のことを発表することはできなかったわけで……。そう思うと、インターネットはそういう使い方をすれば、人の脳を変えるかもしれないです。

「わからないところはわからないときちんと言って、あとは誰かが続きを考えてくれる」というインターネットの使い方は、おおげさに言えば人類のためになると思っています。

　他人のものを使えるチャンスが増えるのと、他人の脳に刺激を与えるチャンスが増えるという大きな役割もあります。結果が出ないと商品の値打ちがなかったような時代ではないから、プロセスを値打ちにしていけば、おもしろいなぁと考えているんですけれども。

池谷 実は今糸井さんがおっしゃった方向に、科学のあり方も変化しているんですよ。昔の科学は結果勝負なところがあって、ぜんぶを証明してつくりあげたあとにはじめて発表していたんですが、今は仮説のまま公表しちゃうんです。仮説の発表後に人が寄ってきて、その仮説を証明していくというように、科学全体がプロセス重視に変わっているんです。

インターネットの発展に伴って、情報の行き来が速くできるようになったために、科学のあり方も変わってきています。閉鎖系から開放系に移っていますよ。

糸井 「知」って、もともと長い歴史の中で結実したもので、みんなのものですから、その側面がはっきりしてきたんでしょうね。

池谷さんは、研究室の中で「これは学生に言ったら伝わるだろうな」というナイスな思いつきってしゃべっちゃいますか？

池谷 すぐにしゃべっちゃいます。思いついた次の講義で早速しゃべってしまいます。間違えていた時には、訂正します。「あれは違ってて、今はこう思う」と言うと、学生は最初は驚きますが、そのうちにぼくの考え方に慣れます。

糸井 わかります。そのやり方をすると、学生がすごい育ちますよねえ。その研究室はおもしろそう。途中で言語化していくというのは、かなりいい方法ですよね？　自分のやっていることがはっきりするから。

池谷　ただ、言語化することのいい面と悪い面って、すごくありますね。言語化することで何かが明確になる場合と、言語化することで固定観念がつくられてしまう場合と……。

糸井　体系化しようとしたり、論理として組み立てていく時には、乱暴や無理や強引を入れこんじゃうんですよね。でも、言語化する時に、実は曖昧《あいまい》な部分については、すでにかなり気づいていたりもするでしょう。そのアヤシイ部分については「これは直すかもしれないよ」ということを忘れずにつけ足しておくのも大事ですね。

池谷　それがやっぱり必要ですよね？　そうしないと考えが固まっちゃいますから。

可塑性の場を消してはいけませんね。

糸井　そう言えば、『論語』の書き方って、「子《し》曰《いわ》く」ですよね？

ほんとうに大事なことが書いてあるなら、「子曰く」の後だけがエッセンスなのに、「孔子は言いました」と、前につけますよね？　キリストにしても、本人が断定的に言っているのではなくて、弟子が観察したことを記述している。

あれはすごい発明だと思います。それによって、永遠の法則ではなくなるから。

孔子でもキリストでも、ぜんぶ「……と言った」ですよね。『論語』や『聖書』も、ぜんぶ「……である」というふうに断定的にエッセンスだけを書いたら、伝わらなかったのではないでしょうか。

池谷　あ、それはほんとうにそうですね。

糸井　いつも、まわりのシチュエーションがあって、他人とのつながりと共に語られるような仕組みって、古典の中の優れた発明だなぁと思うんです。

あれは伝わりやすくする表現のテクニックであり、考え途中のまま発表する方法論なんですよね。だって「孔子著・俺の言葉集」というようなものだと、嫌ですもん。

池谷　（笑）そう言えば『ツァラトゥストラはかく語りき』なんていう、そっくりそのままが題名になった本すらもありますものね。

糸井　こうやって話を伺っていると、池谷さんのいる研究室と、ほかのぜんぜん違う分野の研究室をコラボレーションさせたくなりますねぇ。池谷さんは、ずっと脳の話をしていたけど、いつも、生きるための話につながっている。

池谷　どこかと組むのは、おもしろそうですね。ぼくも今回、糸井さんとお話ができてとてもおもしろかったです。

しゃべっている内容もさることながら、おなじ題材を前にしたところから、ふたりで一緒に影響を与えあって考えていくというプロセスに、ずっとわくわくしていたんですよ。

第四章のまとめ

一　受け手がコミュニケーションを磨く

神経細胞のつながるカギを握っているのは受け手です。脳細胞がそうであるように、わたしたちの日常でも、「受け手としての磨かれ方」が、コミュニケーションにおいてとても重要かもしれません。受け手が活発であれば、関係は築かれるのです。

二　センスは学べる

人間の認識は感性も含めて記憶の組み合わせでできています。ですから、創造性も記憶力から来ると言うことができます。新しい認識を受け入れてネットワークを密にしていくことが、クリエイティブな仕事というものに近づいていくヒントになるのです。ひとつ認識のパターンが増えると、組み合わせの増え方は、統計学的には莫大《ばくだい》な数になります。

三　やりすぎてしまった人が天才

脳の中の考えのつなぎ換えをやり尽くしている人がいます。「そんなに情熱をかけて仕事ばかりしていると、ほとんど無意識に考えていることまで、表現の中に取りこんでしまう。だから、ものすごい魅力のあるものをつくるんだ」とでも言いたくなるような人もいます。そういった「思わずやりすぎてしまうほどに動機のある人」を、天才と呼ぶのかもしれません。

四　予想以上に脳は使い尽くせる

「脳は使い尽くせるんだ」と気づくことができたら、どんな年齢であっても、脳の力を伸ばしていけます。ふと「これ、おもしろいなぁ」と感じることはとても大切なことです。なぜなら、自分の視点にひとつ新しいものが加われば、脳の中のパターン認識が飛躍的に増えますので。新しい視点の獲得をくりかえせば、脳はそれらの視点を組み合わせ、驚くほどおもしろい考えや発見を生み出していくのです。

五　問題はひとつずつ解こう

問題を背負いこんでしまいがちな人は、解決するべき問題をひとつずつ紙に書いてみるといいかもしれません。問題をひとつずつ明らかにして、ひとつずつ個別に解いていけば、きちんと解決することができる場合がほとんどですから。脳は達成感を快楽として蓄えます。人生においてやりかけのことだけが募ってくると、達成感は生まれてきません。達成感を生むためには、小さい目標を設定して、ひとつずつ解決していくといいのではないでしょうか。

六　言ってしまったことが未来を決める

脳は、ひとつのことを決めつけたがり、なおかつ安定化したがります。自分があらかじめ言ったことに対しても安定化しようとします。いいことを言うとその通りになる。悪いことを言ってもその通りになる。いい意味でも悪い意味でも、言葉は呪《のろ》いみたいなものです。だったら、未来に対しては素敵なイメージを思い描いたほうがいいでしょう。

七　他人とつながっている中で出た仮説には、意味がある

「あとで修正するかもしれないけれど、今考えていることはこういうことです」という表現は、可能性に満ちています。人類史上稀《まれ》にみるロングセラー『聖書』『論語』などは、いずれも「……である」と断定したエッセンスだけを述べることはしていません。必ず「……と言った」と他人とのつながりの中で語られる仕組みを取っています。これは、話の内容を伝わりやすくする表現のテクニックであり、考え途中のまま発表しているのですよという方法論でもあるのでしょう。

とても刺激的だった。話題転換の意外性。飛び出す言葉の妙味《みょうみ》。異質な共通を発見する興奮。調和と崩壊のバランス。発散と収束《しゅうそく》のダイナミクス。まさにエキサイティングと言うほかない。

糸井重里さんとの対談の機会をいただいたのは、今回で二度目である。時期や場所の要因も手伝ってか、以前よりも親密な形式で、私の研究テーマである「海馬《かいば》」の話題を中心に、一歩突っ込んだ柔軟な会話をすることができた。

それにしてもやはり「脳」は奥深い。これが今回の対談を通しての感想である。「意識」「心」…おそらく誰もが少なからぬ関心を抱いているだろう。実際、私はしばしば人から次のような質問をうける。

『心は脳のどこにどのように存在しているのか？』

「我思う」…だからこそ、どこかに心があるはずだ。心のありかとは何か。こう考えても不思議はない。しかし残念ながら、この質問には答えはない。いや、厳密に言えば、この質問には欠陥があるのだ。この問いは死人に時の流れを訊《き》くようなものだ。

心とは脳のプロセス上の産物にほかならない。つまり、心は**脳が活動している状態**を指す。物体ではない。脳を細分化しても心はどこにも見出《みいだ》せないだろう。車を部品に解体したところで「スピード」というものがどこにも現れないのとおなじことである。スピードは車の動きの状態のことだ。

脳をプロセスとして捉《とら》え直すと、随分と見通しがよくなる。経験、学習、成長、老化。人の本質とは「変化」である。この本でも重視してきた「可塑性《かそせい》」だ。脳がコンピュータと決定的に異なる点は、外界に反応しながら**変容する自発性**にある。だからこそ、プロセス重視の生き方がより人間らしい存在に直結すると、私は自信をもって言える。問われるものは、結果そのものではなく、そこに至る過程であると。

それは目に見える外的変化だけに限らない。たとえば、「優しさ」という人の内部情動を考える際にも有用だ。優しさとは支援、救助、保護といった具体的な結果を指すのではない。むしろ、他者を思い、労《いた》わり、煩《わずら》うというプロセスこそが「優しさ」の枢要《すうよう》な基幹をなしている。この点は、愛情や憎悪《ぞうお》を含め、人間の云為《うんい》すべてにおいて同様である。それゆえに「可塑性」の重要性はますます高まる。

脳に可塑性が存在するという事実は、個人が潜在的な進化の可能性を秘めていることを意味している。これは誰の脳にも約束されている。個を超えた可塑性の普遍性は、科学的に実証されているのだ。つまり、当面の問題は、自分に備わった可塑性の**権利**を個々が行使するか否《いな》かに絞られる。今回の対談で私はこの事実をあらためて痛感した。すべては本人の意識の問題であると。

糸井さんは「つながりの発見」という言葉を使われた。ステキな言葉だ。コピーライターをされていたら、独自の「言葉」の組み合わせを発見することは、そのまま仕事に直結するであろう。糸井さんが敢《あ》えて「つながり」と述べた点は重要である。言葉そのものは、すでに過去から存在している。ただ、その新たな**使い方**を見出すのだ。「つながりの発見」は、従来の言葉に付加価値を与えるプロセスだと言える。

考えてみれば、これは言葉を扱う仕事に限らない。私のような実験科学者も、すでにある手持ちの手法や技術を組み合わせ、新たな実験手技を確立し、あの手この手で科学的真実を露礁《ろしょう》させていく。料理でもおなじことがいえよう。食材そのものは、地球上のあちこちに存在している。要は、それを**いかに**組み合わせるかなのだ。すべてはプロセスだ。したがって発想が問われる。

こうして考えると、人のプロダクティブな活動はすべて、つながりの発見に根ざしていることが理解できる。幾多《いくた》の次元で材料を編纂《へんさん》しながら人は生きている。試行錯誤、探究と失敗の繰り返し。人生はいわば**編集作業**だ。私たちの存在目的の少なくとも一つは、過去の文化遺産を受け入れ、それに付加価値を与え、未来に引き渡すことにあるように感じる。言葉しかり、科学しかり、料理しかり。だからこそプロセスをたのしまなければいけない。これは人の営みである。

外界にアンテナを巡《めぐ》らせることは、つながりの発見には必須《ひっす》だ。情報入力のためのアンテナ、これを認識力と言い換えてもよいだろう。入力なくして出力はありえない。そして次に問われることは、認知された情報に、いかに新規な視点を付加するか。言うまでもなく、この過程こそが全行程の律速《りっそく》だ。と同時に、個性顕示《けんじ》の場でもある。

このプロセスでは「偶然の要素を増やすことがコツ」と糸井さんは説いた。つまり、**発見もまた個人のアンテナで感受する**というわけだ。健全な社会では「多様性」と「偶発性《かいよう》」が礼賛《らいさん》されるのも当然であろう。個と個の饗宴《きょうえん》。それこそが饒富《じょうふ》たる発見を懐孕する胎土《たいど》に他ならない。

つながりを発見するためには、ときに従来の常識に打ち克《か》ち、固定観念を打破しながら奮進《ふんしん》することが必要となる。暗黙の拘束を崩壊させる**勇気**。まさにエネルギーを要する作業だ。しかし、そうして生み出された発見は、将来さらに新たなつながりの発見に使用され、また、その産物も次の発見の材料となっていく。ルールの構築と破壊の永遠なる交替。有機的なミームは地平線を拡大しながら、時間の長軸に沿い静かに漂動《ひょうどう》していく。すべては**相互の関係**とこれを規定する**プロセス**によって成立する。これこそが脳の自然な姿なのだ。「つながりの発見」…改めて奥深い言葉だと実感した。

総十三時間にもおよぶ持久戦のような今回の対談だったが、なぜか不思議なくらいアッという間に感じられた。それほど内容が充実していた。紙面の都合で、そのすべてを本書に記載できないのは残念だが、対談の本質は本文に十分集約されている。この本は、私を含め、この地球上に生きるすべての人への応援歌である。最後に、この場を借りて、今回お世話になった多くの皆様方に感謝申し上げたい。

二〇〇二年春

東京大学大学院薬学部薬品作用学研究室にて
池谷《いけがや》裕二《ゆうじ》

あとがき

池谷さんと脳の話をして、ぼくは「勇気」をもらったように思います。『道理として、人間はあんまり哀《かな》しい生き物じゃない』んだと、わかったような気がしました。科学は人のためにあると思えました。いい時間を共有できて、ほんとうに感謝しています。

糸井《いとい》重里《しげさと》

二〇〇二年春

追加対談　海馬《かいば》の旅

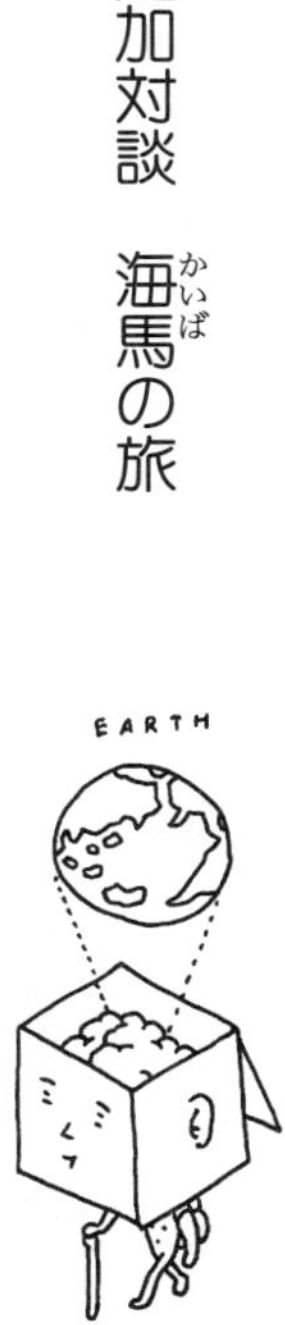

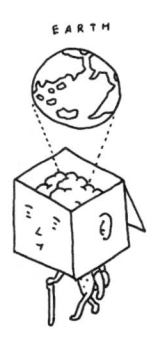

はじめに

二〇〇二年に出版された『海馬』には、ほんとうにたくさんの感想メールやお手紙をいただきました。また、新聞やテレビや雑誌でも、この本は何度も取りあげられました。

読んだ人が興奮してくださることもうれしかったのですが、対談をした本人たちや、この本を作ったスタッフたちさえも、この本によってずいぶん変わったということを実感しています。『海馬』出版後、アメリカで研究をはじめた池谷さんからいただいたおたよりは、たとえば、次のようなものでした。

「私がいまいる研究室には、大脳皮質の六層構造の秘密を探りあてるための、世界で最先端の装置があるのです。それはもう興奮の毎日です。刺激と新鮮味と高揚感。たまりません。アメリカの研究レベルの高さに感動する毎日がつづいています。

もちろん毎日の実験は簡単ではありません。失敗と試行錯誤の連続です。私がやっていることは、未知の文明の言語の文法を解きあかしていくのに似ていますし、あまりの困難に投げだしたくなったことも何度かあります。それでも、あきらめずにアイデアを絞り出して、再チャレンジする。毎日、脳にすこしでも近づく戦略をあれこれと考えています。

ただ、困難にぶつかったとき、ぼくがいつも頭に浮かべるのは『海馬の精神』です。『海馬』という本に勇気づけられているのは、読者だけではありません。ぼく自身も、あの本の内容に鼓舞されて前進している毎日をすごしているのです。だから、その苦労がなんとなく、たのしかったりするんです。ちいさくてもいいから、今日も一歩です」

池谷さんがアメリカで研究中に提出した研究の成果のうちのひとつは、二〇〇四年の四月、世界でも最も権威のある科学誌のひとつ『Science』に掲載されました（タイトルは“Synfire Chains and Cortical Songs : Temporal Modules of Cortical Activity”というものでした）。『海馬』に勇気づけられた研究が、池谷さん本人を変えつつあるということが起こっているのですね。

この『海馬』の文庫本化にあたっては、池谷さんと糸井さんにとっての「『海馬』からはじまった旅」を話してもらいました。結果、とても興奮に満ちた、新しい一章がプレゼントできたように思います。

誤解を招く＝魅力がある

糸井　池谷さんがアメリカのコロンビア大学で博士研究員として約二年の研究を終えて、ちょうど日本に戻ってきたところ（二〇〇五年四月初旬）で話をきいています。マンハッタンのどまんなかにいたわけですが、研究者としての冒険旅行だったというふうにも見えますね。

池谷　二年三ヶ月、いたんですけど、ほんとうに長い「旅行」という感じでした。

糸井　『海馬』という本を作るために池谷さんと話したのは三年前ですが、あの時の会話はぼくのなかで、ずっと生きています。いまも『海馬』の応用問題を解いてくらしているような気さえするんです。不慮の事故にぶつかってはその経験をとりこんでゆくことが重要なんだということなんかも、『海馬』を出したあとのほうが余計に身にしみてきましたし……。

池谷　ぼくもおなじです。ニューヨークでもはじめのほうは「なぜ日本の常識が通用しない？」と感じることが多かったけど、まさに『海馬』の精神、「偶然や事故をとりこんでは考えを変えてゆくんだ」というのは、自分を変えるためのひとつのアクセルになりましたので。

糸井　思えば、『海馬』という本も、ひとつの偶然で生まれたものでしたよね。

池谷　はい。私にとっては、おおきな偶然でした。

糸井　池谷さんと、記憶について語り合うという座談会でお会いして。その時にきいた脳のなかの「海馬」という部位が、ぼくには一種の都市のように思えました。その町のことをもっと知りたいなぁというような気分で、また、会うことになったんですけど。

池谷　あのときは、いきなり「『海馬』という題名の本を作りたい」とおっしゃったんですよね。なぜかときいたら「語感がいいから」と……そこでぼくはびっくりしました。語感なんて研究者は考えませんから。いわれてみれば「海馬」って、耳で聞いても目で見ても、いい触感なんです。

糸井　「海馬」って、漢字で海の馬ですものね。タツノオトシゴのことでもあるし。妙に「誤解」や「想像」を招きやすい言葉だと感じたんです。ぼくはそもそも「誤解を招く」というのは、「魅力がある」ということだと思うものでして。

池谷　内容も、海馬にとどまらずに、脳、生活……ほんとに多面的になりましたね。

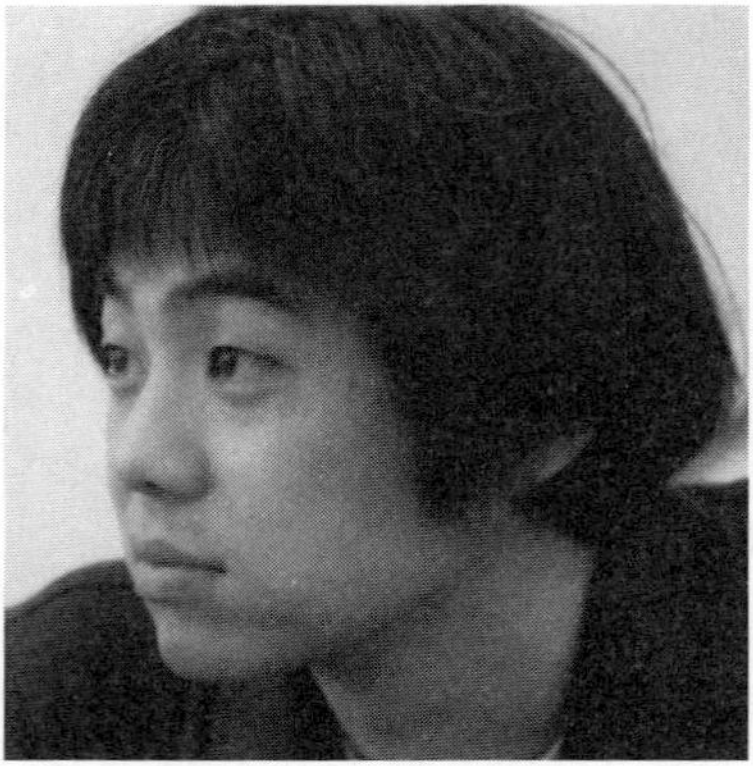
池谷裕二さん

糸井　研究者としてそれをいってはいけないということを、ぎりぎりいわせてしまった可能性があるのかもしれないな、ということは、正直、心配していたのですけれども。

池谷　ええ、ただタイトルにもなった「脳は疲れない」は今でもいいすぎとは思っていません。体のなかの他の部位に比べれば、やはり脳は圧倒的に疲れにくいですから。

糸井　「三〇歳を過ぎてから、脳はさらに飛躍的に能力がのびる」も、冒険だったかもしれないけれども……「それについて話したことそのもの」が、ぼくにはおもしろかった。その会話で、飛躍的にのびたかもしれないくらい。

池谷　糸井さんとぼくの間で、あの言葉を話しただけでもおもしろいんですけど、「人が勝手に自分で限界を定めているのを見るのは、もったいない」と、心底思いますからね。

糸井さんがおっしゃるとおり、ふつうの研究者は発言に慎重です。学会のほうでも

「真偽が確定していないことを拡大解釈してしゃべってはいけない」みたいな勧告は出ているんですね。ただし、学会のメンバーの人たちのなかにも「専門外の人と話をできるスタンスがこれからの科学には必要なんじゃないか」と考える人が徐々に増えつつあるんです。

糸井　ふつうに生活している時も、スーツでネクタイをしている時にいえる範囲と、家でTシャツとジーンズでねそべっている時にいえる範囲は、おそらくちがいますよね。建前も本音もふくめて自分なら、白黒はっきりしないグレーの部分については、おたがいに紳士的にその存在を認めれば、話はずっと豊かになると思うんです。

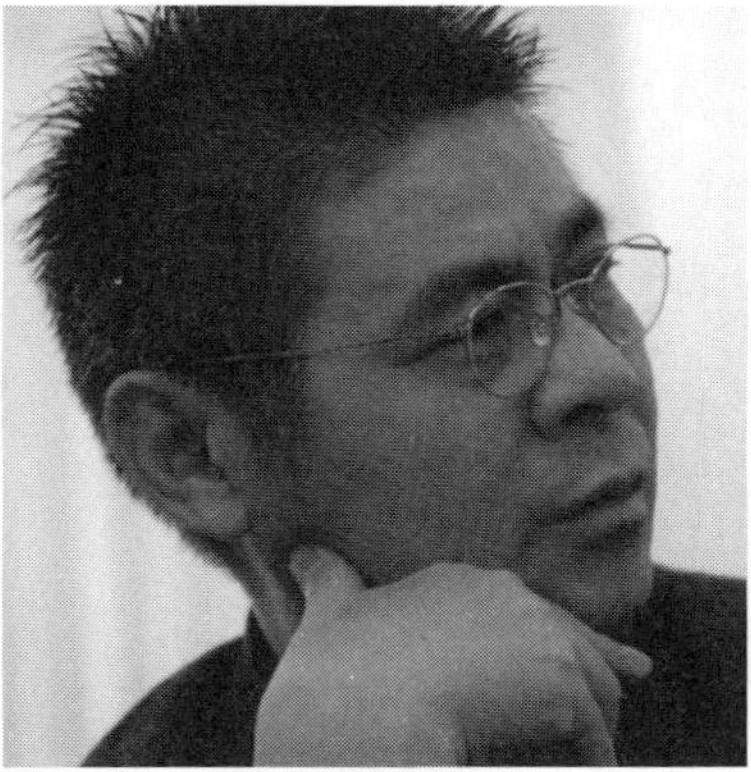

糸井重里さん

池谷　いまは、白黒はっきりつける二元論的な見方がゆるんできているようには思うんです。たとえば「巨人ファンとアンチ巨人ファンの対立」は、二十年昔よりも今のほうがゆるんでいて、どちらでもない中間的な立場が認められてきているような気がします。

宗教や戦争なんかでも、おたがい相容《あいい》れないといいながらも、ある種のバランスをとって共存しているから今があるわけですよね。ニューヨークという町には世界じゅうのさまざまな宗教の人たちが集まっていたわけですが、だからあやういかといえばそうでもなかったんです。非常に安定した均衡のうえにあるというか……日本人が住んでも居心地が悪くないんです。

糸井　かつての自分は、ニューヨークの人たちに比べて頑固だったと思ったんですか？

池谷　はい。一般的な日本人なら怒るようなことが、向こうでは怒る価値もないようなものだったりするわけです。行列ができているのに銀行の受付の人がのんびり事務処理をしているだとか……いろんな価値観を通すとおたがいにやっていけなくなるので、価値観の「最大公約数」のようなところで通じあっているように思いました。さまざまな民族が集まる都市で「これは絶対に許せないけど、それ以外は許さないといけないな」というようなところを探るようになるので、自分の許容範囲がすごく広がったように思ったんです。

糸井　許容範囲を広くしておくほうが、生存戦略としても適切なんでしょうね。そのほうがいろいろな人が自分を生かすことができるといいますか……「思ったことをぜんぶつけてみなさい」みたいな考えはもちろんあるでしょうけど、その衝突のコストは高いですよね。本音をぶつけ合い過ぎていくと、おたがいが傷つかないための防御のコストがどんどん費やされてしまう。勝負に勝ちつづけなければいけないという価値観は、どうも古いんじゃないかなぁというか。

池谷　研究者どうしも、勝ち負けよりは、協力に向かうべきだと思うんです。

目的はひとつに決めない

池谷　「科学」というと孤高の人、たとえばニュートンとかダーウィンとかアインシュタインなどのイメージが一般には強いみたいですが、でも、こうした「各個人で真実と向きあえばいいじゃないか」というのはたぶん古い科学の見方で、膨大な資金や高度な技術を扱う現代科学の研究はひとりだけで遂行できるものではないですから。
　真実というものがあって、科学はそれに向かっているにも拘《かかわ》らず、真実に対して立てる仮説というのは、なぜか自然といくつも出てくるのもおもしろいです。つい十年ぐらい前ならそこでどちらが正しいのか厳しく論争するのですが、最近の研究者たちが認知しはじめたことのひとつは「科学的にも、真実はひとつではないのではないか」というところでして。
糸井　おもしろいなぁ。
池谷　古い例ですが「光は波でもあり粒でもある」ということがあるわけです。脳は特にそういうことが多いんです。「キミたちはみんな正しい。だけど表面的にはみんなまちまち」みたいな真実というものがあるんです。俯瞰《ふかん》して見るとぜんぶおなじことをいっていたんだと認める「統合」という言葉を、近年の動向として研究者は好きなんですけれども、いわゆる古典的な意味での統一理論ではなくて、いろんな立場を認めるみたいな動きが、出てきていますね。

糸井　真実は固定的にピンではとめられないということですよね。

池谷　特に、脳は動いてなんぼの世界です。自分を書きかえうるというのが脳の特徴的な性質で、人も可塑性《かそせい》でなりたっているという話を『海馬』でしたおぼえがありますけど、その書きかえが進むと、書きかわった時点からも自分を書きかえつづけるわけですよね。当然、環境も変わるからその影響も受ける……単純線形な可塑性の法則がなりたたなくなるというか、絶対に同じ状態に戻らないほど変化するわけです。

糸井　その意味では、それまで独身だった池谷さんが、結婚とほぼ同時にアメリカに行った、というのもおおきいでしょう。

池谷　おおきいですね。妻が科学とは無縁なことが、ぼくにはすごくおおきかった。研究なんていつも順風満帆とはかぎらないわけですよね。だからどうしても壁に当たることがあります……ぼくは家で仕事のグチはいわないし脳の話もしないのですけど、妻とふつうの話をするということが、すごくよかったんです。妻には感謝しています。

糸井 仕事のことを家で話しすぎると、なんだか自分の居る場所がなくなるような気がしますから。どこが「自分の生活」なのか見えなくなっちゃう。仕事は大事なものだけど、それでもね。

池谷 はい。『海馬』の読者には「いいですね。奥さんはいつも脳の話がきけて」とおっしゃる方もいますが、とんでもないです。ふだんは音楽の話、絵の話、料理など脳以外の話ばかりです。避けているわけではないんですが、無意識にしていないんですね。たまに妻が脳について誰かと話す現場にいあわせると、「へえ、脳の話、できるんだねぇ」と……それが本職なんですけど。

糸井 しかも、その「誰か」と奥さんでは、「誰か」のほうが熱心に脳の話を聞いていませんか?

池谷 (笑)正解です……。

糸井 (笑)うちもそう! キリストみたいな人でさえ、やっぱり故郷では受けいれられないんですものね。「市場の動向がどうのこうの」とか食事中に奥さんに教えてるビジネスマンとか、ヘンだもんね。

そうなると、何が大事なんだという話にもなりますよね。仕事仲間に重要な話としていうことを家で伝える機会がないんだったら、「大事」の局面が変わってくるといいますか。

池谷　ぼくは「目的」や「根拠」にしても、自分でしっかり決めちゃうのは好きじゃないんです。旅行の計画は立てますが、完全にすべて決めてしまうのはイヤで、かなりの自由度を持たせたうえで、その日に出会うハプニングを重要視するというのが、やはり好きなんですね。

「研究でのあなたの目的はなんですか」ときかれることも苦手なんです。それに、「なぜ脳科学者になったのですか」とか。たしかに今なら過去を遡《さかのぼ》ってベラベラいいたいことがいえちゃいます。でも、ほんとうにそうだったのかをベッドに入って考えてみると……ぜんぜんそんなことはないんです。

やっぱり、ぼくはあまり具体的に深くは考えていなかったし、いまも研究はなにが起こるかわからないからやっているんだというところがありますね。「脳の仕組みはこうなっているからこういう実験をすればこういうデータが出て、こういう結論が得られるはずだから」という作業仮説を立てることが従来の科学ではよしといわれましたし、今もほとんどの人がそれをやっているのですが、ぼくはそんなふうにはなかなか予定が立てられません。予定を立てないことをよしとしているところもあるし、予定を立てないことを快感にしているところもあります。でも研究者としてこれは明らかに例外的な姿勢で、周囲の人は「なんとアイツは作業仮説を立てないまま研究するんだぞ」と驚くんですよね。

大学で教官として面倒を見ている学生のテーマを決めることもぼくは苦手なんです。博士課程なら三年、修士課程なら二年で学位がとれる程度のテーマにしないと卒業できないから、テーマ決めは学生の人生にも関わってくるわけです。「二年後や三年後にこういうデータが出ているだろうからコレをやってみなよ」といわなければいけないのは、ぼくは得意ではありません。

科学者には重要な「研究費の申請」のときにも、作業仮説の提示は欠かせません。研究費がないと実験できませんから予算を申請するわけですが、そのときは当然ビジョンが問われるわけです。けれど、「こういうことをやればこれだけ科学が進む」「こういうことをやれば人の役に立つ」とはっきりいうことが得意な人と苦手な人がいて……もちろん得意な人はお金をもらいやすいわけです。ただ一般として考えたとき、はっきりとした目的や根拠を持つということの重要性って、ぼくは最近、疑問を感じているんです。

よく「最近の若者は将来やりたいことも決まってない」なんていわれることがあり

ますけど、それってそんなに責められる点なのかなぁと思います。実際にはやりたいことなんてあとづけでもいいのかも知れませんよね。

それにそもそも目的を求めたら終わっちゃうものっていっぱいありますもんね。芸術もそうですし、娯楽だってそうでしょう。スポーツだって「確固たる目的」を求めちゃいけないわけですよね。

走らされているよりも、気持ちいいから走っているほうが、おもしろいじゃないですか。

最終目標を明確にしてしまうことは、少なくともぼくには「快感を減らしてしまうもの」になりうるんですね。

糸井 そこは、わかっていない部分がまだいっぱいあると思います。そうだそうだと思いながら、ぼく自身も、目先の勝ち負けにこだわる自分を発見したりするからなぁ……(笑)。

脳には宗教をつくる回路がある

池谷　ぼくはこの二年三ヶ月の間に、恥ずかしいほど旅に出かけたのですが（アメリカ各地、スペイン、フランス、オーストリア、イタリア、イギリス、カナダ、メキシコ、アルゼンチン、ブラジル、エクアドル、ホンジュラス、グアテマラ、コスタリカ、モロッコなど）、そのたびに予想もしなかったような視点が広がりました。毎日の食料や薬や衣類にも困る、周囲からの助けが必要な地域に出かけてみても自分の想像とはまったくちがいました。悲惨な暮らしを予想していたのに、子供たちはキャーキャー騒いでいるし、お父さんもお母さんも許された環境や物資のなかで最高にしあわせそうに暮らしていたりする……むしろ「貧しい国で気の毒だなぁ」と当初に思っていた自分の卑《いや》しい心のほうが、はるかに貧しかったりするわけです。旅のひとつひとつにショックを受けると、すごく視点が増えてゆくんですね。しあわせの基準だってひとつじゃないわけですし。ぼくはそうやって視点が増えていく快感を知ってしまったから、よく旅行にいくようになったんですけれども。

糸井　旅行のおもしろさと結婚のおもしろさは関係があると思うんです。独身時代って、旅だけしているというか、帰ってくるホームがないから、旅に出かけたままのようになるんですよね。

池谷　いずれ帰る場所があるから旅なんですよね。はじめに糸井さんが私の留学を「一種の旅行」だとたとえましたが、まさに私の留学は「旅」でした。

糸井　ニューヨークに行ったおかげで「秀才」であることから完全に逸脱できたんですね！　きっと学者には「すばらしい秀才」という道はあると思うんです。もちろん、尊敬できる秀才はいるし、人格的にすばらしい秀才もいるし、それはそれでいいんだけど……もしかしたら、その秀才というのは「人生の犠牲のうえに成りたっている」のではないかとも感じるんです。

池谷　なるほど。自分のどこかの部分を、殺しているということですね。

糸井　秀才という人たちが、みんなのための図書館の役割とかを担《にな》ってるんですね。その人自体はみんなの「お役に立ててた」わけですけどね。秀才として便利に使われて、おさまりのいい場所にいるという不幸を感じるというか……この秀才という役割は、官僚という役割にものすごく近い気がする。だから、池谷さんが自分の旅を満喫している話をきいているとうれしいなぁ。

さっきの話の「目的がない」ということについていうと、いま正しいと思われていることだけを軸にしてものを考えるってのは、とてつもない「世間の広さ」をナメていますよね？

池谷　まさにそうです。

糸井　地中海のポンペイという古代都市が火山一発で滅んだり、あらゆる工夫や知恵をこえた自然災害もありうるわけだけど、制御できるものとしてとらえないと人は生きていけないですからね。ほんとうにすべての可能性を考えながら生きていたら、きっと発狂しちゃいますよね。だから「わかっている範囲」を中心に暮らしているわけですけど、世界が「わかっている範囲」でしかないと思うのは、やはり傲慢《ごうまん》だと思うんです。

池谷　それはまさに科学者が忘れてはいけないことのひとつです。「目に見えているものだけがすべてではない」とはよくいうんです。たとえば研究で分子レベルを追求している人は、もっと高位でマクロな視点での真実を見落としがちです。どんなものでもそうなのですが、システムは階層的になっていて、その階層ごとに真実があって、しかもそれが相互に影響を与えているんです……ほんとうはいま見えているものだけが全部ではないけど、人ってどうしてもそう思いこみがちじゃないですか。

糸井 研究者を前にしていうのもたいへん失礼なんですけど「わかる」なんていうことはきっといちばん大事なことじゃないんですよね。蠅《はえ》は、その方法についてわかっちゃいないだろうけど、卵を生んで蠅を作ることができます。「わかる」の外にあるものが大事というか。

たとえば結婚式なんかでも「神さまの前で誓う」という儀式はよくできた知恵だなぁと思うんです。人と人の約束なんてたかが知れているんですけど、神さまを入れることで「自分は守れないけど神さまが助けてくれるから守れる」というゆだねかたができるから……やっぱり、わけのわからないものを入れ込んでおいてほしいんだよなぁ。

池谷 答えが出ているわけではないんですけど、やっぱり「神さま」って必要なんですよね。「神さま」という言葉で誤解を招くならば、ここにおいてある「コーヒー」でもなんでもいいんですけど、そういう「存在」って必要だと思います。

糸井 うん。「いま、ここにあるただしさ以上のもの」が、必要。

池谷 そうなんです。即物的なものだけではないものが要りますよね。ぼくは特に特定の宗教を信じているわけではありませんが、「神さま」的な存在というのは必要なんです。ニューヨークにいったことでより強く感じるようになりました。ニューヨークでは、特定の宗教を信じている人ばかりの中にこちらが入りこむわけで、私が宗教をなにも信じていないということに周囲は驚く……そういう経験を重ねるなかで、どうやら自分は無宗教主義者ではないようだと気づきました。多宗教主義者といいますか、なんでも神さまになりうるといいますか……ほんとうの無宗教主義者になったら、生きていけない気がするんです。

糸井 無宗教というのは、人間にとって、かわいそうすぎますね。

池谷 たとえばぼくにとってはベートーヴェンは神さまだし、ゴッホも神さまだし……。

糸井 日本人的なことでいえば、師が無数にいるという感覚は、八百万《やおよろず》の神の発想に近いですね。

池谷 人間の歴史と宗教の歴史って、たぶんおなじくらい古いわけですよね。そもそも、脳の中には、宗教をつくる回路が用意されているんです。

糸井 え？　ホントですか？

池谷 たとえば、目がものを見る回路というのが後頭部にあるんですけど、そこを刺激してあげると見えかたが変わったりします。運動野を刺激すると、手や足の指が動いたりします。それとおなじように、脳を刺激していくと、神さまを感じる場所というのがあるらしいんですね。

糸井　それは、どこですか？

池谷　側頭葉の上の部分の、しかも左半球にあるんです。

糸井　なんだそりゃ？　おもしろいなあ！

池谷　そこを刺激すると、おそらくキリスト教徒ならキリスト教徒にふさわしいものが見えるんです。おとなのてんかん患者の多くは側頭葉に問題があって起こるのですが、その側頭葉のすみっこに「神さまが見える領域」があるんです。実際、てんかん患者のなかには発作中に宗教的体験をするひともいますし、古代ではてんかん患者は「神の使者」として大切に扱われていた文明もあるのです。

まあ、そこを厳密に「神の領域」と呼んでいいのかはわからないのですが、少なくとも宗教的な体験をする回路が脳にあらかじめ用意されているということの事実から考えると、神を否定することは、脳にとって自然ではないんですね。

糸井　それがあることで、人間が生きやすくなっているのかもしれませんよね。動物……犬とかにはないんですか？

池谷　犬は刺激しても「神が見える」とはしゃべってくれないですからね。だけど、たとえば猿山におけるボスへの忠誠心や畏敬《いけい》の念というのは、もしかしたら人間にとっての宗教の、原始的なかたちなのかもしれませんし……そういう社会的な反応は、ネズミにもあるんです。たくさんのネズミをひとつのカゴで飼っていると、やはり強いものと弱いものが出てきます。あくまでネズミの場合で、人間にどうあてはめていいかはわかりませんが、おもしろいことに、飼育カゴのなかで強いネズミほど海馬が発達するんです。海馬がおおきいから社会的に強くなったのか、社会的に強くなったから海馬がおおきくなったのか、因果関係はわからないんですけど……私の想像では、海馬がおおきくなるのがあとなんだと思っています。

糸井 そのへんの話は、ゆっくりりつっこみたい部分だけど、檜舞台《ひのきぶたい》に立ってから芸人が化けていくというようなことにも、近いですね。

池谷 はい。学生のなかにも、後輩ができたり、立派な業績が出たりするとガラッと人格が変わる人がいますし。

糸井 おそらくそういう場合って、自分で判断をする回数が圧倒的に増えるんだろうなぁ。「頭がよくなる」というのも、いろいろな意味があるものですよね。

池谷 はい。人口の割合に比べてユダヤ人の頭脳の優秀さはすごいといわれますよね。たとえばコロンビア大学の教授は多くがユダヤ人です。ユダヤ人だったら全員とはいいいませんが、ユダヤ人にすごい人が多いのは事実です。少なくとも科学やビジネスには向いてますね。

糸井　「頭のいい人」って、おそれられたりもしますよね？　ネガティブな意味でも。

池谷　「頭のいい人」という問題は、ちがう視点からも別の意味でおもしろいと思います。頭のいい人は、長期的な視点でみれば案外進化しない、とぼくは思っているんです。

頭のいい人は、ひとりでなんでもできてしまいますよね。逆に頭のわるい人は、他人と協力しあわないとやっていけないから、そういう共同作業から生まれる進化や変化って、ものすごく多いと思うんです。ネットワークは進化を加速します。この意味では、ひとりでなんでもできてしまう人は進化しないと……つまり、人の脳はほんとうはもっともっと頭がよくなりえたかもしれないんだけれども、実際は能力が低いままなので、そして能力が低いからこそ横のネットワークが強まって、ここまで高度に進化したんじゃないかという考えかたもできるわけです。

そもそも人間って、たとえば丸暗記の記憶力でも、動物に比べれば決して能力が高いとはいえませんから。結果論としてはそれが進化にはよかったんだろうなあと。

この意味でユダヤ人が世界の中から孤立しがちといわれるのは、彼らが優秀すぎるために、外部とのコミュニケーションがあまりできないからなのではないかとも思うんです。

ユダヤには独特の慣習や文化がありますよね。ぼくたち非ユダヤ人も、ユダヤ人の頭脳が生みだしたものの恩恵を受けていますよね。私がいた研究室の上司がユダヤ人だったこともあって、「頭のよさ」については、この二年間いろいろと考えました。

糸井　こりゃぁ、いくらでも話は進んでいきそうです。池谷さん、日本に帰ってきたばかりでお疲れのところ、ホットな話をありがとうございました。いったん締めましょう（笑）。

文庫版あとがき

『海馬《かいば》』が世に出て半年後、私はアメリカに研究留学しました。二七ヶ月間。世間的には〝あっという間〟という長さなのでしょうけど、私にとっては刺激に満ちた稠密《ちゅうみつ》時空間でした。『海馬』が出版されて、そして、海の向こうを垣間見《かいまみ》て、私は自身が変わったと思います。この変化をいわゆる「成長」と呼べると爽快《そうかい》なのですが、今の時点ではまだわかりません。でも、変化することそれ自体は最高に心地よいものだと感じています。そして、これからもまだまだ自分は変化できるんだ、世の中には吸収したいものがまだまだあるんだ、というか、自分がまだとてつもなく成長するマージンを残しているというか、ともかく、そんな変化の可能性が人間には潜んでいるんだと想像すると、なんだか愉快になってきます。

糸井さんは、そんな池谷裕二の変化を温かく見守ってくれます。帰国してちょうど一週間が経《た》った晴れた昼さがり、三年ぶりに糸井さんにお会いしたとき、そう感じました。これほど心強いことはありません。『海馬』の文庫版が出るにあたって改めて、糸井重里さん、それに『海馬』を支えてくださった関係者のみなさん、人間への応援歌たる『海馬』から何かを感じ取ってくださった読者のみなさん、そして最愛の妻と両親に、心からお礼を言いたいです。みなさんには、生きるって幸せなことなんだと教えてもらいました。

池谷裕二

二〇〇五年五月

本書は二〇〇二年六月、朝日出版社より刊行された
単行本に、新たに最終章を語りおろしたものです。

吉本隆明著
聞き手糸井重里

悪人正機

「泥棒したっていいんだぜ」「人助けなんて誰もできない」――吉本隆明から、糸井重里が引き出す逆説的人生論。生きる力が湧く一冊。

糸井重里監修
ほぼ日刊イトイ新聞編

オトナ語の謎。

なるはや？ ごごいち？ カイシャ社会で密かに増殖していた未確認言語群を大発見！ 誰も教えてくれなかった社会人の新常識。

糸井重里監修
ほぼ日刊イトイ新聞編

言いまつがい

「壁の上塗り」「理路騒然」。言っている本人は大マジメ。だから腹の底までとことん笑える。正しい日本語の反面教師がここにいた。

立花隆著

脳を鍛える
――東大講義「人間の現在」――

自分の脳を作るには、本物の知を獲得するには、何をどう学ぶべきか。相対性理論から留年のススメまで、知的刺激が満載の全十二講。

下田治美著

やっと名医をつかまえた
――脳外科手術までの七十七日――

ここにいたら殺される――手術前夜、わたしは病院から逃げ出した！ 医療現場の実態を克明に暴き出した命がけの名医探し奮戦記。

岡田節人
南伸坊著

生物学個人授業

恐竜が生き返ることってあるの？ 遺伝子治療って何？ アオムシがチョウになるしくみは？ 生物学をシンボーさんと勉強しよう！

新潮文庫最新刊

ビートたけし著
巨頭会談
そんな驚きの事実があったのか——。政界からスポーツ界まで、各界の"トップ"が、たけしだから明かした衝撃の核心。超豪華対談集。

井形慶子著
お金とモノから解放されるイギリスの知恵
無駄を省き、古いモノを慈しみ、自分を大切にして生きる。質素でありながら上質。「真の豊かさ」のためのイギリス式生活のすすめ。

S・キング
風間賢二訳
ダーク・タワーI
ガンスリンガー
キングのライフワークにして七部からなる超大作が、大幅加筆、新訳の完全版で刊行開始。〈暗黒の塔〉へのローランドの旅が始まる！

ジョゼフ・フィンダー
石田善彦訳
侵入社員（上・下）
ダメ社員アダムはライバル会社にスパイとして入社。そこで意外な才能を発揮し出世街道を大爆走、夢のような生活を手に入れるが。

A・シュリーヴ
高見浩訳
パイロットの妻
夫の操縦する旅客機が墜落——。悲嘆に暮れる間もなく、不穏な情報と驚愕の事実が妻を襲う。全米280万部突破の話題作、文庫化！

R・N・パタースン
後藤由季子訳
サイレント・ゲーム（上・下）
殺人事件の容疑者となった旧友の弁護を引き受けたトニー。まさか、自分の昔の悪夢が引きずり出されるとは。迫真の法廷サスペンス。

海《かい》　馬《ば》

—脳は疲れない—

新潮文庫　い - 36 - 4

平成十七年七月一日発行
平成十七年十一月三十日七刷

著者　池《いけ》谷《がや》裕《ゆう》二《じ》
糸《いと》井《い》重《しげ》里《さと》

発行者　佐藤隆信

発行所　株式会社新潮社
郵便番号　一六二―八七一一
東京都新宿区矢来町七一
電話　編集部(〇三)三二六六―五四四〇
　　　読者係(〇三)三二六六―五一一一
http://www.shinchosha.co.jp

価格はカバーに表示してあります。

乱丁・落丁本は、ご面倒ですが小社読者係宛ご送付ください。送料小社負担にてお取替えいたします。

印刷・株式会社光邦　製本・憲専堂製本株式会社

ISBN4-10-118314-7 C0140